KYSTES

TUMEURS PERLÉES ET TUMEURS DERMOÏDES

DE L'IRIS

ROLE DU TRAUMATISME ET DE LA GREFFE

DANS LA FORMATION DE CES TUMEURS

TRAVAUX DU MÊME AUTEUR

1. **Développement et structure intime du tubercule.** (*Montpellier médical*, juillet 1863.)

2. **Sycosis parasitaire.** — Observations et réflexions. — **Nouveau traitement par la créosote.** (*Montpellier médical*, novembre 1864.)

3. **De la cicatrisation dans les différents tissus.** (Thèse inaugurale, 1866.)

4. **Des types de la circulation dans la série animale et aux divers âges de la vie embryonnaire.** 1866.

5. **Étude chirurgicale de l'étranglement.** (Montpellier, 1869.)

6. **Étude anatomique et physiologique des organes de l'audition et du sens de l'ouïe.** (Montpellier, 1869.)

7. **De la réunion immédiate après l'opération de la hernie étranglée.** — Congrès de Nantes; Association française pour l'avancement des Sciences, 1875.

8. **Monstre anencéphale à langue trifide.** — Congrès de Nantes. 1875.

9. **Le tænia inerme et la ladrerie du bœuf.** — Nouvelles expériences faites à l'École d'Agriculture de Montpellier; par MM. Masse, agrégé à la Faculté, et P. Pourquier, médecin vétérinaire. — Comptes rendus de l'Académie des Sciences, 17 juillet 1876 (*Montpellier médical*, septembre 1876.)

10. **Coup d'œil sur l'histoire de la Chirurgie.** — Première leçon du cours de Médecine opératoire à la Faculté de Bordeaux. (*Montpellier médical*, 1879.)

11. **Influence du mouvement sur les articulations.** — Mémoire lu au Congrès de l'Association pour l'avancement des Sciences (séance du 3 septembre 1879. Montpellier).

12. **De la compression lente de la moelle épinière.** — Observation de tumeur intra-rachidienne développée sur la quatrième paire cervicale gauche, comprimant la moelle en arrière à la partie moyenne de la région cervicale, avec planches. 1879.

13. **De l'influence de l'attitude des membres sur leurs articulations.** — In-8° avec 18 planches et dessins intercalés dans le texte. Paris, Adrien Delahaye, 1880. Mention honorable à l'Institut, prix Monthyon. Médecine et Chirurgie. Prix Barbier, Académie de Médecine.

14. **Des tumeurs perlées de l'iris.** — Bordeaux, 1881.

15. **De la formation, par greffe, de kystes et des tumeurs perlées de l'iris.** — Bordeaux, 1881.

16. **Des inoculations préventives dans les maladies virulentes.** — Bordeaux, 1881.

SOUS PRESSE:

Mémoires et Observations de Médecine et de Chirurgie, 1885.

Montpellier. — Typ. Boehm et Fils.

KYSTES

TUMEURS PERLÉES ET TUMEURS DERMOÏDES

DE L'IRIS

RÔLE DU TRAUMATISME ET DE LA GREFFE

DANS LA FORMATION DE CES TUMEURS

Par E. MASSE

PROFESSEUR A LA FACULTÉ DE MÉDECINE DE BORDEAUX.

PARIS

G. MASSON, ÉDITEUR

LIBRAIRE DE L'ACADÉMIE DE MÉDECINE
120, BOULEVARD SAINT-GERMAIN, 120

M DCCC LXXXV

KYSTES

TUMEURS PERLÉES ET TUMEURS DERMOÏDES
DE L'IRIS

ROLE DU TRAUMATISME ET DE LA GREFFE
DANS LA FORMATION DE CES TUMEURS

INTRODUCTION.

L'iris peut présenter des tumeurs de divers genres qui sont loin d'avoir
la même gravité.

Parmi les tumeurs malignes de l'iris, il existe des sarcomes mélaniques
et d'autres incolores.

Le sarcome mélanique est généralement considéré comme l'une des tumeurs les plus malignes de l'iris ; mais la présence d'une matière pigmentaire dans une tumeur n'en indique pas fatalement la malignité.

Ce sarcome est rarement primitif, il prend ordinairement son origine
sur la choroïde ou sur les procès ciliaires ; c'est par extension qu'il envahit
l'iris. En augmentant de volume, cette tumeur ulcère quelquefois la cornée
et vient faire hernie au dehors, s'épanouissant alors, comme un champignon,
sous les paupières supérieure et inférieure et entourant pour ainsi dire le
globe oculaire. Le mélano-sarcome de l'iris sera difficilement confondu avec
le mélano-sarcome de la conjonctive. Ce genre de tumeur, très bien étudié

1

par M. le professeur agrégé Lagrange[1], prend naissance sur la conjontive près du limbe de la cornée et n'envahit point l'intérieur de l'œil. Cette production morbide respecte toujours la cornée et la sclérotique; son développement est lent, et ordinairement elle ne récidive point quand on l'extirpe en entier. Sa structure diffère du mélano-sarcome intra-oculaire, en ce que les éléments anatomiques qui la composent revêtent presque toujours la forme fuso-cellulaire, tandis que la plupart des tumeurs intra-oculaires ou orbitaires ne possèdent que des éléments anatomiques à forme embryonnaire.

Les mélano-sarcomes intra-orbitaires qui prennent leur point de départ dans le tissu graisseux de l'orbite déterminent la projection du globe oculaire en avant; elles sont encore plus à craindre que les tumeurs mélaniques intra-oculaires, non seulement parce qu'elles ont une grande tendance à se propager vers la cavité crânienne, mais par la rapidité de leur développement et la facilité avec laquelle ces tumeurs se généralisent par métastase, envahissant très rapidement le foie, les reins et les poumons.

Les sarcomes intra-oculaires sont assez fréquemment sujets à récidive ; cependant, quand on procède de bonne heure à l'énucléation, on a beaucoup de chances d'échapper à la généralisation de l'affection sarcomateuse.

On trouve encore sur l'iris des sarcomes incolores, mais leur gravité n'est pas moindre que celle des sarcomes mélaniques. Les tumeurs mélaniques ou non mélaniques ne sont qu'une localisation de la diathèse sarcomateuse, une variété de la forme cancéreuse. Ce sont de véritables tumeurs malignes qui ne tardent pas à se généraliser si l'on ne pratique point l'énucléation.

La tuberculose localise quelquefois ses atteintes sur l'iris ; les observations de ce genre sont assez nombreuses, et l'on a vu l'affection tuberculeuse envahir toute l'économie après l'apparition de tubercules sur l'iris ou sur la choroïde. On peut produire expérimentalement des tubercules sur l'iris en inoculant de la substance tuberculeuse dans la chambre antérieure de l'œil des lapins. On s'est même servi de l'inoculation irienne comme moyen de

---

[1] Lagrange ; *Archives d'Ophtalmologie*, juillet et août 1884. *Contribution à l'étude du mélano-sarcome de la région antérieure de l'œil*. Thèses de Bordeaux, 1884. Georges Bordas.

constater la nature tuberculeuse de certaines tumeurs. La présence de tubercules sur certaines parties de l'organisme explique souvent l'apparition de tubercules sur l'iris; la matière tuberculeuse arrive à l'iris par les vaisseaux et développe la tuberculose sur cet organe sans qu'on puisse trop savoir pourquoi se fait ainsi la localisation de l'affection tuberculeuse sur l'iris.

La diathèse syphilitique peut encore déterminer la production de condylomes ou de véritables gommes dans le tissu de l'iris.

La lèpre, qui a des manifestations multiples sur le corps humain, révèle sa présence par la production de petites nodosités sur l'iris. On trouve encore des granulomes sur l'iris.

L'iris est aussi quelquefois atteint de tumeurs télangiectasiques et de lipomes.

Certaines de ces tumeurs ne sont qu'une manifestation locale d'un état général, d'une diathèse, ou, si nous admettons l'origine microbienne de la lèpre, de la syphilis et de la tuberculose, les lésions iriennes seraient dues au développement, dans le tissu de l'iris, de microbes existant dans le sang. Le premier foyer de développement pourrait être tantôt dans une lésion plus ou moins éloignée, tantôt la lésion se ferait d'emblée sur l'iris, pour envahir plus tard l'économie tout entière.

L'iris est à la fois un organe des plus vasculaires et des mieux innervés ; il est riche en tissu musculaire, en tissu conjonctif et en revêtements épithéliaux. Cet organe est situé d'une manière exceptionnelle pour que des tumeurs diverses puissent s'y développer, et sa situation tout à fait particulière dans l'économie est des plus favorables pour que ses lésions nous soient révélées à leur début par l'examen à la lumière oblique. Il en est de l'iris comme de la choroïde et de la rétine : ces organes, malgré leur situation d'organes profonds, sont accessibles à nos investigations à l'ophtalmoscope ; ils sont facilement accessibles à nos moyens d'exploration, et leurs lésions se manifestent à nos regards au moment même où elles commencent à se développer.

Les manifestations locales de certains états diathésiques ou de certaines infections microbiennes qui ne se montrent que très tard dans les organes profonds et qui échappent à toute exploration directe, se manifestent de fort bonne heure dans l'iris.

Outre les tumeurs qui peuvent être rapportées à un état diathésique préexistant ou à une infection microbienne, il en est un certain nombre qui semblent au contraire liées, soit à l'existence probable de chocs violents, de plaies pénétrantes de l'œil, soit à des contusions plus ou moins violentes du globe oculaire : ce sont des kystes à contenu plus ou moins épais, des kystes séreux, des kystes demi-solides, des tumeurs épidermiques dites tumeurs perlées.

Ce sont ces tumeurs que j'ai l'intention d'étudier dans un travail d'ensemble qui comprendra une étude clinique, anatomo-pathologique et expérimentale. Ce travail me paraît destiné à éclairer un certain nombre de questions intéressantes que soulèvent la recherche de l'origine, du développement, de la marche et du traitement de ces tumeurs.

Les kystes et les tumeurs perlées ne sont pas connus depuis longtemps ; dans leur histoire étiologique, on trouve dans la très grande majorité des cas la mention d'un traumatisme comme cause ; les seuls cas qui semblent faire exception à cette loi étiologique sont tous relatifs à des observations incomplètes.

De l'étude que j'ai faite de la plupart des faits connus dans la science, il résulte que ces quelques faits ne doivent pas nous arrêter pour admettre qu'il existe certaines formes de tumeurs de l'iris dont le développement est lié à un traumatisme. Ces tumeurs se développent, tantôt après une plaie pénétrante de la cornée et tantôt après une simple contusion de l'œil. Cette cause étiologique m'a paru suffisante pour grouper ensemble des tumeurs qui ont entre elles des ressemblances par leur forme, par leur nature, par leur consistance et par la cause qui provoque leur développement, tumeurs qui ont entre elles de grandes analogies au point de vue du traitement qui leur est applicable.

J'ai rassemblé tous les faits relatifs à ce genre de tumeurs et je commencerai par les rappeler pour que mon travail ait tout d'abord un côté clinique solide ; il me sera facile d'établir avec ces matériaux l'anatomie pathologique, la symptomatologie, la marche, le pronostic, le diagnostic et le traitement de ces lésions iriennes.

J'ai commencé par grouper ensemble toutes celles qui paraissent s'être développées après une plaie pénétrante de la cornée et celles qui ont été seulement la suite d'une contusion ; enfin, à titre de renseignement, j'ai indiqué les observations dont les renseignements sont incomplets, celles où l'on n'a point noté de traumatisme.

Dans chacun de ces groupes, il sera facile d'établir un classement secondaire suivant la consistance et la nature des tumeurs consécutives aux divers genres de traumatisme comme cause.

Il ne me suffisait pas de constater qu'un certain nombre de tumeurs reconnaissaient pour cause un traumatisme, mais j'étais désireux de connaître le mécanisme de production des tumeurs dont je voulais faire l'étude ; je voulais savoir comment agissait le traumatisme, quelle était l'origine de la prolifération morbide qui aboutissait à la formation d'une tumeur perlée ou d'un kyste. J'ai fait de nombreuses recherches bibliographiques à ce sujet, et, au milieu de la diversité des opinions émises, j'ai dû chercher à expérimenter moi-même, et je crois être arrivé à certains résultats nouveaux qui peuvent jeter quelque jour dans l'étude de cette question ; je les exposerai dans le chapitre relatif à l'Étiologie. Le mode de reproduction de certaines tumeurs par greffe, que j'ai le premier établi sur des bases certaines à propos de l'étude des tumeurs iriennes, est un mode d'étiologie que l'on peut invoquer dans d'autres régions de l'économie.

A ce point de vue, mon travail me paraît avoir une assez grande importance en anatomie pathologique pour justifier l'étendue que j'ai donnée à cette étude et le soin que j'ai mis à traiter cette question, relativement étroite et en apparence tout à fait spéciale, de pathologie chirurgicale.

CHAPITRE PREMIER.

HISTORIQUE.

Le premier fait de kyste de l'iris mentionné dans la science date de 1832 ; il a été observé par Mackensie (de Glascow) et signalé par lui dans la première édition de son *Traité des maladies de l'œil*. Ce savant chirurgien fait bien remarquer que ce kyste s'était formé *à la suite d'une blessure*.

M. le Dr Ange-Victor Guépin, oculiste des plus distingués de Bordeaux, dans sa Thèse inaugurale de 1860, relevant tous les faits connus dans la science à cette époque, s'exprimait ainsi : « Dans tous les cas de kystes de l'iris, on peut constater qu'une plaie de la cornée, de la sclérotique, ou au moins une contusion violente du globe oculaire, a précédé le développement de la tumeur, et alors c'est toujours dans l'œil blessé qu'elle se développe, jamais dans son congénère. Nous n'avons pu trouver de kyste de l'iris qui n'ait été précédé d'un traumatisme, sauf dans deux observations où l'on ne parle pas des antécédents sur quatorze observations.»

Dans *Ophthalmic Hospital Reports*, tom. IV, 1re partie, analysée par le Dr Testelin (de Lille) en 1869, *Annales d'Oculistique*, tom. LXII (10e série, tom. II), pag. 43, J.-W. Hulke publia un tableau de dix-neuf observations.

Dans tous les cas observés, les causes avaient été mises en relief, et à propos des kystes de l'iris, Hulke a bien soin de faire remarquer que ces tumeurs se rencontrent si souvent après des lésions traumatiques, que cette circonstance ne peut être considérée comme accidentelle. Dans 15 cas sur 19, que j'ai rassemblés, dit-il, comme aussi dans les deux faits que je publie maintenant, dans celui de M. Wordsworth, il y avait une lésion mécanique, ce qui suggère l'idée que dans certains cas le kyste peut provenir de ce qu'une partie de la membrane de Descemet, arrachée de la face postérieure de la cornée, a été entraînée contre l'iris à la façon d'un corps étranger.

En 1872, nous trouvons une nouvelle statistique de Rothmund, publiée dans *Klinische Monatsblatter für Augenheilkunde*, 1871. Ce travail a été analysé et traduit par le Dr Tedesco, pour les *Annales d'Oculistique*, en 1873, pag. 241, tom. LXX ; 10e série, tom. X, 5e et 6e livraisons. A cette époque, il y a quatorze ans, on confondait encore ensemble les kystes et les tumeurs perlées de l'iris. Rothmund avait recueilli 36 cas se rattachant à ces divers genres de tumeurs. L'analyse de cette nouvelle statistique avait fourni à Rothmund les résultats suivants. Dans 28 cas, les kystes reconnaissaient une cause traumatique consistant dans une plaie perforante de la cornée ; dans 5 autres, on trouve après l'accident des cils dans la chambre antérieure. Dans 2 cas, les kystes s'étaient produits à la suite d'une opération de cataracte (discision et extraction à lambeau). Dans les 6 derniers, la cause n'est pas mentionnée ou est inconnue.

M. de Wecker, au mois d'août 1873, dans son Mémoire sur les *Dégénérescences cystoïdes de l'iris*, publiait des observations de kystes survenus consécutivement à des traumatismes sans plaies pénétrantes. Il faisait certainement jouer un rôle aux violentes contusions de l'œil de ses malades dans la production de leurs tumeurs kystiques. Pour lui, le traumatisme était la cause du plissement de l'iris, des synéchies en fer à cheval et de l'enclavement d'une certaine quantité d'humeur aqueuse dans un espace clos. D'après lui, les contusions devaient ordinairement produire des kystes, et les plaies pénétrantes des tumeurs perlées.

Il faut arriver au Mémoire de M. le professeur Monoyer, en 1872, pour voir s'établir une distinction très nette entre les tumeurs liquides de l'iris et les tumeurs solides. Le savant professeur de Lyon a distingué le premier les kystes des tumeurs épithéliales de l'iris. M. Monoyer ne croit pas qu'il soit prouvé que les kystes de l'iris, voire même les épithéliomas perlés, se développent consécutivement à des traumatismes de l'œil, et pourtant l'observation qui a été l'occasion de son Mémoire est un des plus beaux exemples que nous ayons à invoquer en faveur de ce genre d'étiologie des tumeurs perlées de l'iris.

«Les annales de la science, dit-il, renferment un certain nombre de kystes de l'iris dans lesquels l'existence de traumatismes antérieurs ne se trouve pas mentionnée ; sans doute, ajoute-t-il, ce n'est là qu'une preuve négative, mais à laquelle les données de la pathologie comparée ajoutent une valeur considérable. Nous savons en effet que des kystes ou des tumeurs épithéliales se développent dans diverses régions du corps en l'absence de toute cause traumatique ; personne ne songera à rattacher à une origine de cette nature les épithéliomas perlés qu'on observe dans les profondeurs de la substance cérébrale.»

Les observations que je vais successivement rappeler montreront à mes lecteurs si, pour l'iris, les cas où l'existence de traumatisme n'a pas été mentionnée sont assez précis pour infirmer une suite des plus complètes de faits positifs et parfaitement établis.

L'opinion de Mackensie, de Guépin, de Rothmund, de Wecker, me paraît appuyée par presque toutes les observations les plus récentes. Depuis que l'attention a été attirée sur les relations qui existent entre le traumatisme et la présence de kystes et de tumeurs perlées de l'iris, on a noté avec plus de soin les antécédents du malade, et l'on a presque toujours retrouvé une cause traumatique plus ou moins ancienne qui explique l'origine des kystes et des tumeurs perlées de cet organe. Nous verrons, au chapitre de l'Étiologie, quel est le rôle exact du traumatisme dans la production des kystes et des tumeurs perlées de l'iris, dans les cas de plaie pénétrante de l'iris ou de simple contusion de l'œil ; mais, quelle que soit la théorie qu'on adopte, il est impossible de ne pas attacher à cette cause un rôle des plus importants.

Au point de vue théorique, les faits que je vais mettre en lumière peuvent avoir une certaine importance, car ce qui se passe dans l'œil peut se passer ailleurs dans l'économie.

Le mode de production des tumeurs en général est assez mal connu pour que nous ne négligions pas tout ce qui pourrait apporter quelque lumière pour éclairer cette question. Pour ce qui touche au mode de production des kystes ou des tumeurs perlées, l'étiologie des tumeurs de l'iris nous révèle des faits des plus intéressants basés sur la clinique et l'expérimentation. Si j'insiste sur ce point limité de pathologie chirurgicale et expérimentale, c'est qu'il me paraît susceptible de trouver ailleurs des applications du même ordre et qu'il peut apporter des matériaux importants à l'étude de l'étiologie des tumeurs en général.

CHAPITRE II.

ÉTUDE CLINIQUE.

La clinique doit être la base essentielle de toutes nos études ; ce point de départ ne saurait nous égarer. La meilleure des expériences ne vaut pas une bonne observation attentivement recueillie et sagement interprétée. L'expérimentation doit surtout servir à nous montrer si nous avons bien saisi les relations de cause à effet que nous avons cru voir dans l'observation des malades. C'est dans ces limites que je l'ai employée pour étudier l'étiologie des kystes et des tumeurs perlées de l'iris.

On ne sera donc pas étonné de me voir débuter dans ce travail par l'exposé des faits recueillis auprès des malades. J'ai cru qu'il était indispensable de les rappeler, pour les grouper et les classer, afin de déduire, des faits observés, des conclusions entièrement justifiées.

L'étude théorique qui suivra l'étude clinique devant tout entière être puisée dans les Observations, il me paraît rationnel de placer les faits cliniques au début de mon travail au lieu de les reléguer à la fin, ainsi que cela se pratique de temps immémorial dans la plupart des thèses et même dans des ouvrages fort importants.

J'ai mentionné 25 cas de kystes séreux consécutifs à des plaies pénétrantes de la cornée.

11 observations de tumeurs perlées peuvent également être rapportées à des plaies pénétrantes de la cornée avec ou sans pénétration de cils.

J'ai rapporté en tout 36 cas de tumeurs consécutives à des traumatismes avec plaies pénétrantes de la cornée.

Dans 7 observations, on a vu des kystes séreux se développer sans plaies pénétrantes de la cornée ; mais le traumatisme paraît avoir encore joué un rôle important, puisqu'on trouve dans toutes les observations que j'ai mentionnées un choc plus ou moins violent de l'œil quelque temps avant l'apparition de la tumeur.

En somme, dans 43 faits, le traumatisme paraît avoir joué un rôle im—

portant dans l'apparition des kystes et des tumeurs perlées de l'iris. Nous verrons, au chapitre de l'Étiologie, quelles sont les relations de cause à effet que l'on peut déduire de toutes ces observations.

Je n'ai pas cru inutile de joindre à ces faits positifs 20 observations plus ou moins incomplètes où le traumatisme n'est pas mentionné comme cause.

Mes lecteurs pourront voir que ce ne sont pas là des faits qui infirment réellement les observations où la cause étiologique a été soigneusement recherchée et soigneusement mentionnée.

Certains traumatismes avec plaie pénétrante de la cornée n'ont pas été suivis de production de tumeurs perlées ou de kystes, bien que des cils aient pénétré dans l'œil.

Ces observations montrent que ce n'est point à la seule pénétration du cil qu'est due la formation de ces tumeurs. Elle indique aussi que si le traumatisme fait pénétrer des cils dans l'œil, il peut également y introduire d'autres parcelles de tissus arrachés, soit aux paupières, soit à la conjonctive, soit encore à la cornée.

Enfin, certaines observations montrent que de véritables tumeurs dermoïdes peuvent se développer, soit après des contusions plus ou moins violentes de l'œil, soit après des plaies pénétrantes de la cornée.

Ici, le traumatisme ne nous paraîtra devoir être invoqué que comme une cause occasionnelle : un coup de fouet qui détermine le développement d'une tumeur congénitale jusqu'alors réduite à l'état de germe.

Première Partie.

Un premier groupe d'observations, que je rapporterai tout d'abord, comprend 25 cas de kystes séreux consécutifs à des plaies pénétrantes de la cornée.

PREMIÈRE OBSERVATION.

Warton Jones a publié dans *The Lancet*, en juin 1852, l'observation suivante.

Edward R..., âgée de 5 ans, est admis, le 8 septembre 1851, dans le service de **M. Wharton Jones** ; *un an et demi avant, il s'était blessé l'œil gauche avec une* *fourchette* ; il fut admis à Charing-Cross Hospital et y fut soigné pendant trois semaines. Au dire de la mère, à sa sortie l'enfant y voyait aussi bien qu'auparavant.

Depuis, l'œil continua à être en parfait état, quand, *il y a deux mois*, il devint le siège d'une phlegmasie qui s'accompagnait de photophobie et d'écoulement de larmes abondantes. *Au bout de six semaines*, l'enfant fut présenté deux fois à la consultation externe de Charing-Cross ; depuis, il vint un médecin qui éclaira la mère.

A son arrivée à l'hôpital de l'Université, on vit dans la chambre antérieure *un corps large, transparent*, et si ressemblant au cristallin, qu'au premier moment on pensa à une luxation de la lentille. Un examen plus approfondi démontra qu'on avait affaire à un *kyste séreux à parois délicates*, faisant saillie dans la chambre antérieure ; l'iris était arraché de ses insertions ciliaires en bas ; on voyait à cet endroit la plaie causée par la fourchette et qui avait décollé partiellement l'iris.

Une première ponction amena l'affaissement de la paroi kystique ; mais, en octobre, Wharton fut obligé de nouveau d'y recourir : le kyste s'affaissa de nouveau ; mais bientôt la conjonctive rougit en un point, il y eut de la photophobie. L'enfant retourna dans sa famille.

17 novembre. L'enfant revient. Les parois du kyste sont le siège d'une suppuration, la paroi antérieure est vascularisée. Malgré un traitement antiphlogistique énergique, le pus se fit jour à travers la sclérotique, l'exsudation se résorba, il n'en resta qu'à la partie inférieure sous forme d'une tache jaunâtre ; la résorption est aidée par l'usage du calomel. Le soixante-troisième jour, l'enfant est guéri ; sa vue est excellente.

Remarquons que des accidents nombreux ont eu lieu pendant le traitement ; la suppuration des parois est presque la règle dans la guérison du kyste par la ponction.

OBSERVATION II.

Nous trouvons dans le *Traité des maladies de l'œil* de Mackensie, traduit par MM. Warlomont et Testelin, une observation fort intéressante de kyste de l'iris prise dans le service de Dalrymple. La malade passa plus tard du service de Dalrymple dans celui de James Dixon.

En 1834, Élise S..., âgée de 17 ans, *se blesse l'œil droit avec une fourchette à deux dents ; une de ces dents blessa la sclérotique à une ligne environ de la cornée, tandis que l'autre, ce n'est là qu'une supposition, blessa la cornée et peut-être l'iris.*

Trois à quatre mois après, l'œil devint sensible ; cependant tous les accidents disparurent et la vue resta intacte.

En 1846, il y eut de l'irritation et de la photophobie. L'année suivante, l'œil s'enflamma, et Élise fut reçue à l'hôpital de Moorsfields, dans le service de M. Dalrymple. L'œil était alors injecté, la cornée saine, et l'on voyait le tiers supérieur de la chambre antérieure rempli par *un kyste placé au-devant de l'iris* et recouvrant la partie supérieure de la pupille ; la partie inférieure de la pupille était noire et exempte d'opacités ; *les parois du kyste étaient fort minces* et semblaient formées par le tissu fibreux de l'iris (Pl. I, fig. 1).

Le 20 mai, M. Dalrymple fit une ponction avec un couteau à cataracte ; le kyste s'affaissa, la pupille reprit sa forme. Un mois plus tard, cette tumeur avàit reparu.

La malade passa, par suite de la mort de M. Dalrymple, dans le service de M. Dixon, qui lui pratiqua deux ponctions ; ces deux fois, le kyste fut vidé et il reparut bientôt. M. Dixon déchira à l'aiguille la paroi du kyste, qui devint flottante dans l'humeur aqueuse. Après cette déchirure, l'iris reprit son aspect naturel. Cette opération eut lieu en février 1855, et, au mois d'octobre suivant, le kyste avait reparu aussi volumineux qu'avant ; l'œil était d'une extrême sensibilité et la vision obscure. Une nouvelle opération fut pratiquée ; une portion de la paroi fut tirée au dehors de l'œil, au moyen du crochet de Tyrrell ; dans la manœuvre opératoire, la capsule du cristallin fut déchirée et une cataracte s'ensuivit. Une iritis consécutive amena des synéchies postérieures. Le kyste se reforma de nouveau. Une nouvelle ponction fut pratiquée en janvier 1856 ; le kyste s'affaissa, pour reparaître encore, et en 1857, lors de la publication de l'observation, la malade était encore en traitement.

OBSERVATION III.

Nous lisons dans les *Annales d'Oculistique* de 1869, tom. LXII, pag. 39, l'observation suivante, publiée par Hulke dans *Ophtalmic Hospital Reports*.

Un petit garçon de 5 ans *se pique à l'œil avec une fourchette*. Sa mère pensa qu'il n'en était résulté aucun trouble de la vue. Pendant *près de deux ans* il n'en survint rien, puis l'œil devint rouge et sensible, et l'on reconnut alors qu'il pouvait à peine voir. L'autre œil devint bientôt irritable, et trois mois environ après l'apparition de ces symptômes, le 9 janvier 1867, la mère vint consulter à Moorfields.

Il existait dans la chambre antérieure un kyste, pressé entre l'iris et la cornée. Ce kyste était ovale et aplati ; son extrémité la plus volumineuse correspondait

à une petite cicatrice peu apparente située au bord temporal de la cornée, la plus
petite pendant en partie au-devant de la pupille, qui était contractée et circulaire.
Vers la circonférence de la chambre antérieure, l'iris s'écartait de la cornée, de
chaque côté du kyste, comme s'il était refoulé en arrière par la tumeur.
Le kyste était si transparent qu'on apercevait à travers sa paroi extérieure deux
petites taches noires situées sur sa paroi postérieure dans le globe, et des bords de ces
deux taches, qui ne pouvaient être que le stratum uvéal de l'iris, on voyait partir
des fibres délicates qui, en se recourbant en arc, venaient se rendre au-devant du
kyste. Ces fibres appartiennent évidemment à la couche musculaire de l'iris.
Entre les taches noires et la pupille on apercevait distinctement, à travers l'une
et l'autre partie du kyste, l'iris, qui dans ce point était dans un état d'intégrité
parfaite. Ces données établissent deux points : d'abord que le kyste avait pris
naissance entre les couches uvéales et musculaires de l'iris, ensuite qu'il n'était
point continu avec toute la portion d'iris qu'il recouvrait, mais qu'il n'adhérait
à celui-ci que dans un point limité des taches noires.

L'acuité de la vision de cet œil était beaucoup moindre que ne permettaient de
le supposer l'iritis qui existait et l'obstruction de la pupille par le kyste. La raison
de ce phénomène n'apparut pas immédiatement.

L'inflammation provoquée par l'accroissement du kyste exigeait un soulagement immédiat. On pouvait hésiter entre une simple ponction et l'excision, ou
plutôt l'extraction avec excision d'une partie d'iris, comme dans l'iridectomie.

L'expérience ayant démontré qu'à la suite de la ponction le liquide se reproduit presque immédiatement, je me décidai en faveur de l'excision ; je savais
cependant que le mal avait assez fréquemment reparu à la suite de ce mode
d'opérer, mais on pouvait attribuer cela à ce que l'extirpation avait été incomplète ; toutefois, dans le cas présent, l'adhérence à l'iris était si peu étendue
que je pensais réussir à enlever tout le mal sans laisser aucun germe de
reproduction.

Je pratiquai à l'aide d'une aiguille, à une demi-ligne environ en arrière du
bord de la cornée, une incision un peu plus longue que la largeur du kyste.
En pénétrant dans la chambre antérieure, je ponctionnai naturellement le
kyste, mais il ne s'affaissa pas et le flot d'humeur aqueuse qui suivit le retrait
de l'aiguille l'amena au dehors, à travers les lèvres de la plaie, sous la forme
d'une vésicule transparente ; il fut alors facile de le saisir avec des pinces et de
l'arracher.

La plaie se réunit par première intention, l'iritis et l'excitation sympathique
de l'autre œil disparurent ; mais, comme le temps était très froid, je conservai
l'opéré à l'hôpital pour l'observer plusieurs jours.

Une semaine après l'opération, je dilatai la pupille avec l'atropine : je trouvai
un anneau d'un blanc opaque formé par la capsule ; le cristallin manquait. Il

avait, sans aucun doute, été piqué par la fourchette et s'était résorbé ; mais, la vision étant parfaite dans l'autre œil, on ne s'était aperçu de rien. La cause de la diminution de l'acuité de la vision était maintenant bien connue.

Le 22 mai, je revois l'opéré : il ne reste d'autre trace de la maladie que la tache noire de l'uvée sur l'iris.

Examiné au microscope, le kyste était constitué par une membrane délicate, homogène, dont l'épaisseur variait de 1/4,500 de ligne à 1/8,000; sa surface externe était recouverte par un faisceau de fibres identiques à celles qui constituent le tissu contractile de l'iris ; sa surface interne était tapissée par une seule couche de *cellules épithéliales pavimenteuses* de dimensions variables.

OBSERVATION IV.

Nous trouvons dans les *Annales d'Oculistique*, tom. LXVII, pag. 196, 1872, une observation de Knapp.

Cécile Delalhaye, âgée de 11 ans, *avait été blessée à l'œil gauche par une pointe de couteau, il y a dix-huit mois*. La pupille était devenue pyriforme, mais après un peu de trouble visuel l'œil s'était rétabli.

Depuis huit mois, le père avait remarqué qu'il s'était formé *une petite peau mince et verdâtre, partant de la cicatrice* et s'étendant vers la pupille. Depuis quatre mois, de l'autre côté de l'iris, il s'était développé une production analogue qui, s'approchant peu à peu de la première, s'y était réunie et avait pris la forme d'un cœur. L'acuité visuelle avait diminué, et l'œil était de temps en temps rouge et douloureux.

Au moment de l'examen, le kyste remplissait les 4/5 supérieurs de la chambre antérieure ; *il était transparent*, ainsi que son contenu. Au bord scléral, en haut et un peu en dedans, il y avait une élevure bleuâtre de 3 millim. de long sur 2 de large. Le kyste semblait, par sa face antérieure, appliqué contre la cornée et ne laissait qu'une petite partie de l'iris à nu, ainsi que le 1/4 environ de la pupille, le long du bord interne du coloboma ; le bord pupillaire était soulevé et formait comme une cloison d'avant en arrière, séparée de la cornée par la partie externe du kyste.

Il était très probable que le kyste tirait son origine du tissu iridien compris dans la cicatrice. Évidemment la tumeur s'accroissait encore, et aurait fini par détruire l'œil, qui était déjà sensible à la presssion. S. = 1/25. M. = 1/14.

L'auteur se décida à prendre le plus possible du kyste, puisque la ponction était évidemment insuffisante et que l'ablation totale aurait été trop grave et aurait compromis l'œil. Au moyen d'un couteau lancéolaire, une section fut faite en dedans du repli scléral; elle ouvrit en même temps la partie interne du kyste. La pince à iris ne réussit pas à prendre la partie externe, mais seulement le bord de séparation, en entraînant ainsi toute la partie interne. La guérison eut lieu sans symptômes inquiétants. Une dizaine de jours après, à la partie supérieure de la pupille, le kyste, jusque-là affaissé, sembla se gonfler de nouveau. Une seconde opération au bord externe servit alors à enlever, au moyen de crochets et de pinces, une grande partie du kyste et de l'iris.

La guérison eut lieu assez rapidement, après une iritis causée par imprudence. La malade retourna chez elle après la seconde opération, avec S. $=$ 1/10 et sans myopie, mais l'œil était encore sensible. D'après des nouvelles obtenues sept mois après, il n'y avait eu ni récidive ni irritation de l'œil.

La partie du kyste extraite montrait des cellules épithéliales polygonales très grosses, recouvrant une membrane ténue vitrée.

OBSERVATION V.

M. de Wecker [1] a soigné une femme de 32 ans, qui à l'âge de 8 ans *s'était blessée à l'œil droit avec un couteau.*

La cicatrice en était partiellement visible sur la moitié interne de la cornée. La vision était restée normale. Il y a, dit-il, *quelques années*, on s'était aperçu qu'une peau grise avait peu à peu couvert la pupille. *Le kyste était d'un gris blanc, comme gélatineux*, et présentait un diverticulum à l'extrémité inférieure duquel on trouvait une vésicule ronde. La paroi antérieure s'étendait dans la cicatrice cornéenne et elle était aplatie contre la face postérieure de la cornée. Il ne restait à découvert qu'un point pupillaire, mais la pupille se dilatait par l'atropine jusqu'à 5 millim. de diamètre. Le reste de l'œil n'offre pas d'altération visible.

D'après un examen attentif, il n'était guère douteux que le kyste ne se fût produit, par un pincement de l'iris, dans la plaie cornéenne.

M. de Wecker est d'opinion que les kystes séreux ne se développent pas dans l'iris et que ce qu'on désigne sous ce nom ne sont que des diverticules de l'iris en forme de sac. Le liquide contenu était de l'humeur aqueuse ; ce n'était donc pas à tort, d'après M. de Wecker, que l'on pouvait considérer ces produits comme des humeurs par rétention. Il n'y aurait donc pas de différences entre ces kystes et ceux qui se produisent par soudure après l'iridocystite. M. de Wecker invoque à ce propos les recherches anatomiques de Robin, de Bowman, de Van Kempen et de Hulke.

M. de Wecker avoue cependant qu'on rencontre quelquefois, dans l'intérieur

---

[1] *Archiv. fur Augen und Ohrenheilkunde*, vol. I, 1re partie, 1869. — *Ann. Oculistique*, pag. 165, tom. LXVI, 1871.

des kystes, des éléments qui n'appartiennent pas à l'iris, des cils par exemple, qui pénètrent bien certainement grâce au traumatisme.

OBSERVATION VI.

Simrock Francis (de New-York) a communiqué en 1870 à la Société ophtalmologique américaine l'observation suivante [1].

Une fille de 12 ans *s'était, cinq ans auparavant, blessé l'œil droit avec des ciseaux*; il s'en était suivi un léger prolapsus de l'iris. Quand l'opérateur la vit pour la première fois, les restes de ce prolapsus étaient moins visibles au bord inférieur de la cornée.

Sur l'iris apparaissait *une vésicule sphérique* de la grosseur d'un pois, qui s'étendait en partie sur le champ pupillaire.

Trois mois après une première opération, le kyste avait acquis de nouveau la moitié de son volume antérieur. M. Simrock fit une seconde opération dans laquelle il incisa tout le tiers inférieur de l'iris ; mais, à son grand étonnement, il vit la tumeur se reformer et regaguer la grosseur d'une tête d'épingle.

OBSERVATION VII.

Adolphe Richard a publié en France un des premiers faits les mieux observés de kyste de l'iris. Nous reproduisons cette observation telle qu'elle a été publiée dans la *Gazette hebdomadaire de Médecine et de Chirurgie de Paris* en 1851, pag. 1002.

OBSERVATION. — Un jeune homme de 26 ans, épicier, nommé Plaff, occupe depuis le 1er avril le n° 29 de la salle Saint-François à l'hôpital Saint-Antoine. Sa vue est excellente à droite, mais depuis trois mois elle est abolie du côté gauche. Déjà, avant cette époque, l'œil gauche était très faible. *Blessé par un instrument tranchant dans sa toute première enfance, il n'eut pour ainsi dire pas conscience, jusqu'à l'âge de 22 ans, de l'infirmité qui en fut la suite.* Mais, il y a quatre années environ, il souffrit de l'œil gauche ; la lumière lui était pénible par intervalles, l'œil rougissait souvent. Ces symptômes s'accrurent dans ces derniers temps ; la lumière du gaz, en particulier, lui devint le soir presque insupportable, et c'est au milieu de cette gêne croissante que, vers le commencement de cette

---

[1] *Transactions of the American ophtalmological Society,* 7e annual *Meeting,* 1870. New-York, 1870, pag. 64.— *Ann. d'Oculistique,* pag. 265, tom. LXV, 1871.

année 1854, habitué dès lors à interroger la faculté visuelle de l'organe malade,
il reconnut un jour que celle-ci était entièrement abolie.

Jusque-là, il avait négligé tout soin médical ; alors, d'après certains conseils,
il employa des collyres, qui n'amenèrent aucun changement favorable. Enfin,
il se présenta à la consultation des yeux au Bureau central, et je le fis entrer
dans mon service à l'hôpital Saint-Antoine.

Voici quel était l'état de l'œil malade : *Sa cornée offre, en haut et en dedans, une
cicatrice blanche, linéaire* (Pl. I , fig. 2), *plate.* Derrière elle, toute la moitié supérieure de la chambre oculaire, au lieu de laisser voir l'iris, est occupée par une
tumeur. Celle-ci, limitée en haut par la circonférence cornéenne elle-même, a
un bord inférieur libre, régulièrement bilobé. De là résulte sur ce bord un angle
ou échancrure, dont la pointe est attachée à la cicatrice de la cornée : c'est la
pupille, et ses deux lèvres, appliquées, interceptent l'accès de la lumière. La
tumeur est lisse à sa face superficielle qui touche la cornée ; en regardant obliquement le bord échancré, on voit que la face profonde ne dépasse pas l'iris ; sa
couleur est bleuâtre, opaline, et de son aspect on conclut qu'elle doit être formée
par un liquide emprisonné dans une poche très fine.

J'ai dit que la tumeur ne chasse pas l'iris en arrière, mais elle est réellement
intra-irienne, comme le prouvent quelques fibres dissociées de l'iris qu'on aperçoit çà et là couvrant le kyste. Le globe oculaire offre son volume normal. Sous
la conjonctive, une vascularisation profonde se dessine dans tout le grand
angle et aboutit à un cercle carminé péricornéal . Ce signe est en rapport avec
une certaine tension douloureuse qu'accuse le malade, surtout sous l'action
d'une lumière vive.

Quelle a été la marche de cette affection ? *S'il est certain que chez ce malade
l'ancienne blessure de l'œil a été très promptement suivie d'une synéchie antérieure,*
il paraît probable, d'après le commémoratif, que la tumeur elle-même ne date
que de quatre années ; c'est ce dont témoignent les symptômes d'ophtalmie
interne accusés à cette époque, mais les progrès de la tumeur ne frappent ce
jeune homme que quand la pupille se trouve comme absorbée par l'envahisse-
ment du mal. Alors il devient aveugle de cet œil, il est obligé de recourir aux
soins médicaux.

Lorsque ce jeune homme fut à l'hôpital, je songeai d'abord à m'assurer de ce
qui concernait la pupille. En quelques heures, l'action répétée d'une faible solution d'atropine provoqua l'écartement de la petite strie noirâtre que présentait
l'iris, et la joie du malade fut grande de voir que ces instillations avaient suffi
pour lui faire recouvrer de ce côté la faculté visuelle, bien qu'imparfaite et troublée. En même temps, par le repos des yeux, de temps en temps l'occlusion du
côté malade, les ventouses scarifiées en avant de l'oreille, les onctions hydrar-
gyro-belladonées, les laxatifs, le calomel à faibles doses, nous vîmes disparaître

3

promptement toute trace d'inflammation et de douleur. Au bout d'un mois, l'action de la belladone étant continuée, je songeai à attaquer directement la tumeur à travers une petite ouverture de la cornée. Je la pratiquai à l'aide du couteau lancéolaire, et, avec des pinces courbes, je saisis à plusieurs reprises et broyai la plus grande partie du kyste. Je dis kyste, parce que je n'ai pas d'autres expressions à employer. Mais nous vîmes bien alors que ce n'était pas une poche unique pleine de liquide, mais plutôt une petite masse gélatineuse et molle, infiltrée d'une suc glutineux. Aussi j'éprouvais dans la manœuvre la même difficulté que s'il s'était agi de ce que nous connaissons sous le nom de «polypes vésiculeux ». C'est là en effet la meilleure comparaison pour notre tumeur ; c'est pourquoi, agissant avec mes pinces dans un espace aussi resserré, je ramenais, parcelle à parcelle, quelques débris broyés entre ses mors, et, en somme, il ne resta aucune portion de la tumeur assez considérable pour la soumettre à un examen sérieux. Aucune suite fâcheuse ne suivit cette opération ; mais son résultat est resté incomplet, sans qu'il pût en être autrement. La tumeur a diminué des deux tiers, et n'occupe que le haut tout à fait de la chambre antérieure. L'iris a reparu dans tout l'espace qui s'étend au-dessous de la cicatrice cornéenne. Mais la pupille, bien que dégagée, est retenue par une synéchie ; elle est néanmoins plus ronde, plus centrale, et malheureusement, bien qu'aucune fausse membrane ne s'y aperçoive, la vision demeure troublée.

L'étiologie de cette tumeur peut être rapportée à un traumatisme, mais ce n'est plus à un kyste absolument séreux qu'Adolphe Richard a eu affaire, mais à une tumeur gélatineuse et demi-molle.

OBSERVATION VIII.

L'observation suivante a été relevée par Hulke dans son travail inséré dans *Ophtalmic Hospital Reports* ; elle lui avait été communiquée par A. Wordsworth (*Ann. d'Oculistique*, 1866).

Un enfant reçut un coup de flèche à la partie inférieure et nasale de la cornée; il y eut une hernie de l'iris terminée par une synéchie antérieure. La pupille était pyriforme. *Onze ans après cet accident,* l'œil présentait *une vésicule subglobuleuse transparente, ressemblant pour la forme et le volume au noyau du cristallin.* Cette vésicule était située en bas et en dedans dans la chambre antérieure, elle était attachée à l'iris près de la synéchie.

Le 19 juillet 1866, Wordsworth, à travers une incision de la cornée, saisit le kyste avec une pince et en arracha autant qu'il put. Quatre jours après, l'iris était uni et l'on voyait une cicatrice sur sa face antérieure.

OBSERVATION IX.

Kyste en sablier de l'iris, consécutif à une blessure.
(Observation publiée par CRITCHETT, dans *Ophtalmic Hospital Reports* [1].)

Alfred P..., 13 ans, entre le 29 juillet dans le service de M. Critchett, *pour une blessure de l'œil gauche par un éclat de verre, blessure remontant à douze mois.* A l'examen de l'œil lésé, on pouvait constater, au niveau du bord inférieur gauche de la cornée, une tumeur jaunâtre, tendue, sous-conjonctivale, un peu plus large qu'un pois cassé, dépassant légèrement le bord inférieur de la pupille non dilatée, masquant la portion correspondante de l'iris et s'étendant en bas à environ 3/16 de pouce du bord inférieur de la cornée. La tumeur fut d'abord prise pour le cristallin luxé ; mais, en examinant celui-ci, on vit qu'il occupait sa situation normale ; d'autre part, le bord de la pupille était occupé par une seconde tumeur globulaire semi-opaque et remontant en haut entre la pupille et le cristallin jusqu'au voisinage du centre de la pupille. Les deux tumeurs furent diagnostiquées comme des kystes, et l'on put constater l'existence entre elles d'une communication, vers le bord supérieur du kyste extérieur, en un point où l'iris faisait défaut. La vision de cet œil était de 20/40, et avec hypermétropie de 1/40 corrigée, V = 20/30.

Le 4 août, M. Critchett transfixa avec une aiguille la paroi antérieure du kyste externe, qu'il excisa avec une petite portion d'iris adhérente ; les deux kystes se vidèrent de leur contenu, liquide parfaitement clair. Six jours après l'opération, une petite tumeur transparente reparut au même niveau et acquit rapidement le volume d'une grosse tête d'épingle, mais le kyste interne ne se reforma pas et la vision resta aussi bonne qu'avant l'opération. Le patient sortit le 1er septembre. Le 14 octobre, il revint, se plaignant d'avoir éprouvé la nuit précédente de violentes douleurs ; à ce moment, l'œil était très congestionné, avec du pus dans la chambre antérieure. La tumeur qui existait au moment de sa sortie de l'hôpital avait entièrement disparu ; il n'y avait à sa place qu'une petite cicatrice linéaire, semblable à celle qu'il présentait immédiatement après l'opération ; il était donc probable que le petit kyste avait dû se rompre spontanément, donnant naissance aux symptômes pour lesquels il venait réclamer soulagement. A l'aide d'un traitement par des fomentations chaudes et des sangsues, l'hypopion et la congestion disparurent en peu de jours, et le patient fut renvoyé le 23 octobre, avec une cicatrice linéaire, sans reconstitution du kyste, et la vision semblable à celle du mois de juillet.

---

[1]. *Ophtalmic Hosp. Rep.*, XCIII, XCIV, XCV. *Kyst. de l'iris en forme de sablier à la suite d'une plaie*, par Stranford Morton. *Opht. Hosp. Rep.*, décemb. 1876.

L'examen du kyste a été fait par le Dr Brailey. — Le kyste était constitué par deux membranes : l'une à peu près incolore, composée microscopiquement d'une membrane fondamentale sans structure bien nette et recouverte d'un épithélium à plusieurs couches de cellules incolores sur une de ses faces, et montrant sur l'autre face un tissu légèrement fibreux, cette membrane constituée probablement par la conjonctive ; l'autre membrane, fortement pigmentée, et au microscope constituée exactement comme le tissu de l'iris, sauf que sa couche uvée était recouverte d'une membrane sans structure apparente, portant à sa face postérieure libre une couche de cellules épithéliales incolores et aplaties légèrement.

OBSERVATION X.

Allin, Charles (de New-York) [1], a observé un kyste qui s'était développé sous le prolongement irien de la membrane de Descemet, c'est-à-dire entre la membrane de Zinn et la face antérieure de l'iris.

Le kyste était divisé en deux lobes par un étranglement. *Il s'était formé à la suite d'une plaie pénétrante de la cornée. Le malade, âgé de 11 ans, avait été blessé à l'œil par un éclat d'obus et avait été tenu en traitement à l'hôpital pendant trois mois. Quatre ans après*, les médecins qui le visitèrent ne purent s'accorder sur le traitement à appliquer à la double tumeur qui s'était développée à la surface de l'iris ; les uns conseillaient de ne pas y toucher, les autres se prononcèrent pour l'extirpation de l'œil. Allin proposa alors d'employer un autre procédé opératoire, qu'il exécuta de la manière suivante: Il pénétra, à l'aide d'un couteau lencéolaire, à travers le bord seléro-cornéal jusque dans le lobe correspondant du kyste ; il s'en échappa *un liquide clair et aqueux*, ce qui produisit aussi l'affaissement du second lobe ; ce fait prouve qu'il y avait correspondance entre les deux portions du kyste. L'incision fut alors prolongée de haut en bas, le long du bord de la cornée, au moyen des ciseaux. Ensuite, la paroi antérieure du kyste fut saisie fortement et attirée à l'aide de la pince à iris à travers la plaie de la cornée et retranchée d'un coup de ciseaux. La guérison s'effectua sans entrave.

Le lambeau excisé fut examiné par Alhof; c'était une membrane amorphe qui paraissait en tout semblable à la membrane de Zinn.

OBSERVATION XI.

Nous devons à Desmarres l'observation suivante. Le kyste de l'iris s'est développé dans ce cas après une opération de pupille artificielle.

---

[1] Compte-rendu des séances de la Société ophtalmologique Américaine, session de 1870. — *Ann. d'Oculistique*, 1871, pag. 264.

M. B..., âgé de 27 ans, maçon, demeurant rue Geoffroy-l'Anier, 4, avait
toujours joui d'une bonne santé et d'une bonne vue. *Il y a trois ans, il fut blessé
à l'œil droit par un violent coup d'ongle.* Il s'ensuivit une iritis très intense,
avec atrésie pupillaire, qui nécessita l'*opération de la pupille artificielle.* La
vision était complètement rétablie, et *pendant les trois années suivantes* il put
exécuter le travail de sa profession. Ce n'est que depuis trois semaines qu'il
commença à s'apercevoir que son œil droit devenait plus faible et qu'il s'obscur-
cissait de jour en jour, au point que maintenant il ne peut plus du tout voir de
loin et que très peu de près.

Telle est la situation lorsqu'il se présenta à la Clinique le 22 mars 1861.
A l'examen direct, les membranes externes de l'œil n'offraient rien de particulier : la cornée est saine, seulement la pupille artificielle, qui se trouve en
haut et en dehors, porte dans sa partie supérieure une exsudation légère et
ancienne ; un tiers interne de la pupille est noir, la plus grande portion de cette
ouverture est masquée par une tumeur. Cette tumeur occupe la partie supérieure et externe de l'iris et descend au bas jusqu'au bord pupillaire ; elle est
d'une couleur brunâtre, mais un peu plus pâle que l'iris et tout à fait privée de
fibres radiées. L'éclairage oblique permet de voir qu'elle a une certaine
épaisseur, que son bord interne est arrondi, et qu'il peut être suivi jusque dans
la chambre postérieure. Le reste de l'iris est normal. Il est évident que nous
avons affaire à un kyste de l'iris. Le malade distingue encore de près le cadran
d'une montre de poche, mais non les personnes à la distance de six pas. A
l'ophtalmoscope, il est aisé de constater que la rétine et la choroïde sont saines.
M. Desmarres pratique le même jour l'extraction de ce kyste avec l'incision de
de la partie de l'iris occupée par lui. L'incision est faite dans la partie supérieure
et externe de la cornée : la tumeur est saisie avec la pince entraînée avec l'iris
au dehors et excisée, après quoi il s'écoule un peu de liquide transparent.
— 23 mars. Le malade est presque complètement guéri ; la pupille est noire,
il n'y a qu'un peu de rougeur péricornéenne. On prescrit des lotions avec l'in-
fusion de thé vert. — 28. L'opéré est guéri et voit à lire de cet œil avec le verre
bi-convexe n° 26.

OBSERVATION XII.

De Græfe a vu se former un kyste *chez un malade opéré d'une cataracte deux
ans et demi auparavant.*

La tumeur s'élevait du segment interne et inférieur de l'iris ; elle avait près
de 4 millim. et remplissait la plus grande partie de la chambre antérieure ; elle

---

¹ De Græfe; *A. f. Opht.* Bd. XII, abth., 2, 5, 228, *u. f.*

pressait la face postérieure de la cornée, elle était très proéminente en arrière.

Elle était partout recouverte par l'iris en voie d'atrophie, et laissait libre une petite partie de la pupille qui avait été attirée en haut et en dedans par l'opération ; par cette ouverture, on voyait à l'aide d'un verre + 1/2. Le malade lisait avec le n° 70 Jäger.

OBSERVATION XIII.

Excision d'un œil contenant un kyste de l'iris consécutif à l'extraction de la cataracte [1].

James B..., âgé de 67 ans, sous les soins de M. Hutchinson, homme grand, mince et faible, avec les yeux bleus et les cheveux gris. L'œil droit a été extirpé le 3 octobre 1876. Du côté gauche, la pupille se contracte encore activement, la tension est normale, la chambre antérieure profonde.

En 1871, ses yeux commencèrent d'abord à faiblir ; en 1873, la cataracte était diagnostiquée. Il vint ici la première fois en juillet 1875, quand les deux cristallins furent devenus opaques dans toutes leurs parties. La rétine, difficile à voir, ne montrait pas de changement anormal ; *une extraction linéaire avec iridectomie supérieure fut faite du côté droit.* Quand on le vit neuf semaines après, le coloboma supérieur était à peu près entouré complètement par une substance grisâtre. *Une iridectomie* fut tentée en bas et en dehors, et une semaine plus tard le décollement de la rétine put être constaté. *Onze mois après, il revint avec un large kyste grisâtre demi-transparent, remplissant la moitié* la plus externe *de la chambre antérieure* ; il y avait une congestion ciliaire ; la tension oculaire était faible. Après l'excision, on trouva que l'œil avait des dimensions normales ; la cornée était transparente. On voit sur le côté nasal l'iris, d'un blanc grisâtre, son plan incliné légèrement en arrière de son point d'attache. Un large kyste occupe la moitié externe de la chambre antérieure ; sa paroi antérieure a sa partie la plus externe rayée de lignes noires, comme si les fibres de l'iris étaient tendues dans son épaisseur ou à sa surface; ses parties centrales et externes sont minces et presque transparentes. La cornée, étant enlevée, laisse le kyste intact et montre nettement les connexions du kyste en bas et en dehors.

Une section équatoriale montre la sclérotique et la choroïde en apparence normales, la rétine décollée, mais peu rétractée, et une légère couche de liquide teinte en jaune entre la choroïde et la rétine ; enfin une absence de corps vitré. La chambre vitrée est séparée de la chambre antérieure, en dehors par la paroi postérieure du kyste, qui part du sommet des procès ciliaires, et en dedans par une délicate membrane épithéliale que l'on peut détacher sans rompre le kyste et qui paraît constituée par une partie de la capsule lenticulaire.

---

[1] Brailey ; *Kyste de l'iris survenu après l'extraction d'une cataracte; énucléation de l'œil. Opht. Hosp. Rep.* de 1876.

La paroi postérieure du kyste, ainsi largement mise au jour, contient du pigment à sa partie externe et se convertit graduellement à sa partie interne en une couche non pigmentée, presque transparente, laquelle se recourbe en avant pour venir se continuer avec la partie correspondante de la paroi antérieure, formant ainsi le sommet interne du kyste.

Les sections horizontales à travers la partie externe et antérieure du globe montrent le kyste et ses rapports. Ici, l'iris est plus court que normalement et est pressé contre la surface postérieure de la cornée et contre la périphérie de la chambre aqueuse. Il a sa structure ordinaire, excepté que derrière sa couche uvée il est revêtu d'une couche de cellules incolores, nucléées, très aplaties, disposées sur plusieurs couches comme un épithélium ; cet épithélium revêt aussi la chambre antérieure jusqu'au niveau des procès ciliaires, mais on peut facilement l'en détacher, ainsi que de l'iris, et on voit alors que cet épithélium est supporté par une couche externe sans structure et revêtu d'un épithélium uvulaire irrégulier, mais très adhérent à sa surface externe. Et comme cette couche s'étend en dedans au-delà des limites de l'iris et des procès ciliaires, elle semble constituée exactement par une membrane sans structure avec revêtement épithélial, sauf en arrière, où il existe aussi quelques cellules pigmentaires disséminées vers l'extérieur, et en avant, où quelque peu du tissu nucléaire antérieur de l'iris s'étend graduellement pour s'arrêter sur sa surface antérieure. La couche uvée se termine en fuseau entre le tissu de l'iris et l'épithélium du kyste.

Au sommet du kyste, les autres tissus ont disparu et rien ne reste que la membrane sans structure avec sa couche épithéliale.

On ne peut trouver aucune autre connexion du kyste que son union ci-dessus décrite avec la paroi postérieure de la chambre aqueuse. La continuité sur sa paroi du pigment de l'iris et des procès ciliaires et même du tissu propre de l'iris, permet de montrer que le kyste a été formé par l'union des extrémités libres internes de ces tissus, la cavité résultant de cette union ayant été grandement distendue par une accumulation du fluide à son intérieur et acquérant un revêtement épithélial.

OBSERVATION XIV.

L'Observation suivante a été prise à la Clinique de M. Desmarres par Guépin [1].

M. J.-B. L...., âgé de 32 ans, d'une bonne constitution, employé au chemin de fer, demeurant à Montmartre, a toujours été d'une bonne santé. A 29 ans,

----

[1] Thèses de Paris, 1860.

il fut atteint d'une cataracte monoculaire gauche, qui se produisit peu à peu, sans douleur de tête, sans rougeur de l'œil.

Il fut opéré le 27 avril 1859, *à la Maison Municipale de Santé, par broiement.* Quelques jours après, se manifestèrent des accidents inflammatoires ; le malade perdit la vue, qu'il avait recouvrée.

Il se présenta chez M. Desmarres, qui lui proposa une opération qu'il accepta, et qui fut pratiquée le 19 novembre. A cette époque, il présentait une pupille ronde dans ses deux tiers supérieurs et internes [1] ; la partie inférieure externe de l'iris est envahie par une tumeur bilobée, ou mieux par deux tumeurs qui semblent prendre naissance dans le tissu iridien, et qu'on peut comparer à deux lentilles légèrement imbriquées (Pl. I, fig. 3).

Au-dessus de la plus externe, se trouve une tumeur qui comprend entre elle et la dernière un segment d'iris sain. Cette troisième tumeur, qui a la forme d'un œuf dans sa partie centrale, s'accole à la tumeur externe inférieure, si bien que le petit cercle de l'iris en cet endroit est complètement caché, et ces trois extrémités viennent se dessiner sur une fausse membrane qui occupe la pupille dans son tiers inférieur interne.

Ces deux premières tumeurs, que nous venons de décrire, sont rouge brun, contiennent un liquide, et l'éclairage oblique permet de constater les deux parois du kyste.

Dans la troisième, le tissu iridien a conservé en partie sa couleur ; l'extrémité pupillaire a un reflet semblable à celui qui a été signalé pour les deux premières.

Enfin, à la partie supérieure, se trouve une nouvelle tumeur, moins accentuée que la troisième, et séparée de cette dernière par un sillon profond, un peu incliné sur le diamètre horizontal de l'iris. Cette tumeur ne s'étend pas à toute la largeur de l'iris, elle s'arrête aux deux tiers de son bord excentrique. Le reste de l'iris est sain. Une ponction fut pratiquée à la partie inférieure externe, avec le couteau lancéolaire. Cette ponction comprenait la surface de la tumeur bilobée. Immédiatement, cette tumeur vint faire hernie : elle fut saisie avec des pinces et entraînée au dehors ; mais, par suite des adhérences de l'iris et de la fausse membrane pupillaire, l'iris fut décollé à sa partie supérieure et interne, les tumeurs et les fausses membranes furent amenées au dehors, et excisées.

Le lendemain, la réunion était faite, une légère hémorrhagie s'était produite

---

[1] Une fausse membrane pupillaire, blanche nacrée, sillonnée par des replis en forme d'éventail. Ces replis sont unis en bas, et montent, en s'écartant les uns des autres. A la partie supérieure de la pupille, cette fausse membrane est beaucoup moins épaisse, ce qui permet à l'éclairage oblique de constater la coloration noire du fond de l'œil, qui se voit comme à travers un nuage (Pl. I, fig. 3).

dans la chambre antérieure. Quelques jours après, le malade allait très bien ; la vision était rétablie, et le malade crut devoir cesser ses visites à la Clinique.

Analyse anatomique.— Le kyste est vide, comme écrasé ; ses parois sont appliquées l'une contre l'autre; en raclant avec soin sa surface interne, on constate l'absence d'épithélium ; on trouve une matière grisâtre avec des granulations de même couleur ; quelques-unes sont fortement graisseuses, jaunâtres. La paroi est formée par le tissu même de l'iris, ce qui fait que la cavité semble formée par un simple écartement ; autour, on voit les fibres et le pigment de l'iris.

OBSERVATION XV.

Horner[1] a vu un cas de kyste de l'iris *occasionné par l'introduction, dans la chambre antérieure de l'œil, d'un corps étranger qui avait légèrement blessé l'iris.* La face antérieure de cette membrane envoyait des filaments d'un tissu assez dense à la paroi correspondante du kyste. Celui-ci était transparent ; sa paroi postérieure était constituée par l'uvée, le contenu en était séreux.

La petite tumeur fut extraite, et, cinq mois après, le succès de l'opération ne s'était pas démenti.

OBSERVATION XVI[2].

Mme C..., âgée de 43 ans, demeurant à Montmartre, est d'une bonne constitution, sa santé a toujours été excellente.

Il y a trois ans, elle se blessa l'œil droit; la cornée fut ouverte et une portion de l'iris vint faire hernie à travers cette plaie. Elle vint alors réclamer les soins de M. Desmarres, qui excisa la hernie de l'iris : la cicatrisation de la cornée marcha rapidement, la vision fut conservée.

Depuis lors elle ne fut pas gênée par son œil, qui remplissait ses fonctions et qui n'était nullement douloureux.

C'est il y a cinq mois environ qu'elle s'aperçut que l'œil droit devenait de plus en plus faible ; elle ne s'en inquiéta que fort peu, son œil était indolore ; enfin, comme la vision était très amoindrie, elle se présenta de nouveau à la Clinique de M. Desmarres, le 19 décembre 1859.

On remarquait sur la cornée de l'œil droit une cicatrice verticale à la partie supérieure et moyenne de la cornée (Pl. I, fig. 4) ; au milieu de cette cicatrice, existait, en un point seulement, un lambeau de l'iris enclavé dans du tissu inodulaire;

---

[1] *Soc. opht. de Heidelberg*, 1871. — *Ann. Ocul.*, 1872, tom. LXVII, pag. 285.

[2] Guépin, Thèses de Paris, 1860.

cette cicatrice, un peu au-dessus du diamètre horizontal de la cornée, se terminait à une seconde, horizontale, formant avec elle un L renversé ; la cicatrice
horizontale est moins accentuée que la première, elle est blanchâtre et baveuse.

Enfin, on voit que plus du tiers supérieur de l'iris a perdu sa forme et sa couleur ; à la lumière diffuse, il est fort difficile de comprendre la lésion.

L'éclairage oblique permet de voir les plus fins détails ; derrière la cicatrice,
on voit un lambeau d'iris qui vient d'une part se terminer au kératocèle dont
nous avons parlé, et que soutient à sa face médiane une tumeur bleuâtre, transparente, contenant un liquide ; elle est largement bilobée par la bride irienne
et fait saillie dans le champ de la pupille.

La partie inférieure de la pupille a conservé sa forme normale, tandis que la
partie supérieure est limitée par les fibres de l'iris refoulées par la tumeur, et qui
viennent se rejoindre au niveau de la bride que nous avons décrite. La pupille
a la forme d'un triangle très obtus, dont le grand côté, le côté inférieur, man-
que, et est remplacé par une circonférence décrite sur ce côté comme diamètre.

Par transparence, on voit à travers la tumeur le cercle ciliaire, et les procès
ciliaires se dessinent.

On proposa à la malade, comme moyen curatif, de lui enlever son kyste; elle
accepta. Elle fut couchée sur un lit ; à la partie supérieure de la cornée, on fit
avec le couteau lancéolaire une large ponction; la pointe du couteau pénétra
dans le kyste, qui s'affaissa; puis, dans un second temps, le kyste fut saisi,
attiré au dehors, et excisé en totalité.

La plaie de la cornée se comporta régulièrement : en quarante-huit heures,
une cicatrice s'était formée. La malade guérit sans aucun accident ; la vision a
été rétablie.

Maintenant, de nouveau, la vision diminue ; cela tient à la formation d'opacités lenticulaires qui marchent assez lentement et qui étaient masquées par le
kyste.

Le kyste excisé, et la partie dure qui le porte, de même que la pièce du kyste
de l'Observation xiv, ont été remis à M. Ch. Robin, qui a bien voulu les ana-
lyser. Voici les résultats de cet examen.

Analyse anatomique, par M. Ch. Robin. — En raclant aussi bien que possible
la face interne de la cavité, on n'obtient pas d'épithélium, mais seulement une
matière grisâtre, composée de fines granulations de même couleur, de granulations graisseuses, et d'un plus petit nombre de granulations pigmentaires (il
n'existait pas de granulations pigmentaires dans le premier kyste). Comme dans
le premier cas, la paroi était formée par le tissu de l'iris, qui semblait s'être dédoublé pour former une cavité; du reste, aucune autre production anormale.

Au fragment d'iris adhérait une petite portion de capsule du cristallin, à laquelle se trouvait appliquée une couche épaisse de tissu fibreux, semblable à celui des cataractes pseudo-membraneuses.

OBSERVATION XVII.

Ruete[1] a cité à la Société Ophtalmologique de Heidelberg, le 4 septembre 1864, une observation dans laquelle cet éminent oculiste crut pendant longtemps à une néoplasie ; il finit cependant par s'apercevoir qu'il s'agissait d'un kyste développé à la suite de la pénétration d'un cil.

Cette observation est donc encore de celles qui prouvent les relations intimes qui existent entre les plaies pénétrantes de la cornée et le développement des kystes de l'iris.

OBSERVATION XVIII.

M. Gayet (de Lyon) a fait une communication à la Société française d'Ophtalmologie sur une forme rare de kyste de l'iris.

Il s'agissait, dit-il, d'un jeune homme de 25 ans qui avait déjà perdu un œil d'un traumatisme à l'âge de 10 ans. *Cette fois il était dans un tir ; il était dans l'obscurité, placé à côté du tireur, lorsque brusquement il lui arriva quelque chose sur l'œil et il sentit couler immédiatement un liquide chaud.*

On ne sait quel a été l'agent du traumatisme ; ce devait être un corps de très petit volume, peut-être un éclat de capsule; cependant la capsule a été retrouvée intacte.

Rentré chez lui, le malade a constaté qu'il y voyait très bien ; cependant peu après il ne vit pas la flamme d'une lampe que tenait sa mère. Trente-six heures après l'accident, il se présenta chez un médecin ; celui-ci, voyant qu'il existait une petite tumeur de la cornée, l'engagea à entrer à l'Hôtel-Dieu. M. Gayet vit donc le malade trois jours après. Ce jeune homme portait à ce moment une petite tumeur rose, nacrée, qui jouissait d'une certaine transparence très lisse et sillonnée par un petit vaisseau.

Le bord pupillaire s'engageait dans la base de cette tumeur. L'acuité visuelle était normale. Il n'y avait qu'un peu de difficulté à fermer l'œil. Cette tumeur ressemblait exactement à une autre tumeur de ce genre observée deux ans auparavant par M. Gayet. On ne pouvait alors avoir l'idée d'une tumeur provenant de l'iris.

---

[1] *Ann. d'Oculistique*, 1865, pag. 79, tom. XXXIV.

M. Gayet sectionna la tumeur ; l'humeur aqueuse ne sortit pas brusquement. La chambre antérieure se vida, mais lentement. Il resta une petite plaie ronde avec un petit ombilic noir dans le milieu. Examiné au microscope, le morceau enlevé présentait l'aspect d'une petite calotte recouverte d'épithélium sur sa face convexe en forme de tissu fibreux mêlé d'éléments noirs de l'iris sur sa face concave. Sur une coupe on voyait que la moitié antérieure était formée d'un épithélium à larges plaques. A mesure qu'on se rapprochait de la profondeur, les cellules épithiales prenaient une apparence fusiforme. On ne trouvait dans cette tumeur aucun élément de l'uvée, aucune cellule fortement pigmentée.

M. Gayet pense que la tumeur doit son origine à l'engagement du bord pupillaire du limbe. Il croit à l'existence d'un kyste formé, soit dans l'épaisseur de l'iris, soit dans de l'épithélium cornéen reformé au-devant de l'iris hernié.

OBSERVATION XIX [1].

Nous empruntons à la *Revue* de Hayem ces deux observations qui suivent, et qui appartiennent à Feuer.

Chez une fille de 13 ans, *atteinte d'un ulcère perforant de la cornée gauche, il s'était produit une synéchie antérieure et une cicatrice ectasique qui avait entraîné en dedans et en haut et arraché un lambeau de l'iris, large de trois millimètres.* Le travail cicatriciel avait déterminé la formation d'un glaucome, *et en pratiquant l'iridectomie on avait excisé le lambeau irien en question.* Plus tard se produisit à la partie inférieure, au voisinage de la synéchie, un épaississement du petit cercle de l'iris. *Au bout d'une année*, cette partie de l'iris était visiblement devenue globuleuse et saillante, et quelques mois plus tard cette élevure avait atteint la face postérieure de la cornée et présentait, au milieu d'un tissu brun, des points brillants et transparents. Quand la malade fut présentée, environ deux ans et demi après la kératite ulcéreuse, on constata, au point indiqué, une vésicule demi-transparente, séparée du bord pupillaire seulement par une bande étroite. Sur la face postérieure de l'iris, on ne voyait aucune inégalité.

OBSERVATION XX.

Un garçon de 9 ans avait une kératite ulcéreuse double. *Sur l'œil droit, il se produisit une fistule cornéenne : on pratiqua l'iridectomie et plus tard la section de tout le sphincter de l'iris. Six mois après sa guérison, le malade revint avec un*

---

[1] *Zur Lehre von Wesen der serösen Iriscysten.* Des kystes séreux de l'iris, par N. FEUER. (*Wien med. Presse*, XVI, 8, 9, 1875); (*Rev. des Scienc. médic.* du Dᵣ HAYEM, tom. VIII, pag. 331.)

kyste de l'iris du côté droit. On voyait sur l'œil malade, en haut et en bas, une cicatrice cornéenne à laquelle adhérait l'iris dans toute son étendue ; le cercle interne de l'iris avait été excisé lors de l'iridectomie ; le cercle externe présentait une vésicule transparente.

Cette vésicule était située près de la synéchie inférieure, s'étendait jusqu'au dessus du méridien horizontal et présentait dans son milieu un léger rétrécissement qui lui donnait la forme d'un biscuit. Elle était formée d'une membrane extrêmement délicate, finement ponctuée, à contenu clair comme de l'eau. L'extrémité inférieure de cette vésicule pénétrait dans le tissu de l'iris, divisé en deux feuillets comme dans un cornet, et s'étendait probablement jusqu'à la synéchie supérieure.

OBSERVATION XXI.

Weimberg rapporte l'observation d'une fillette de 12 ans, venue le 10 juin 1882 à la clinique de Galezowski. A l'œil gauche, on constate une légère injection périkératique au niveau de la partie moyenne du bord inférieur de la cornée et une saillie de l'iris de la grosseur de deux têtes d'épingle.

Pas de troubles de la cornée ; on ne peut constater la présence du cristallin ; la chambre antérieure est remplie par *une tumeur ovoïde* ; la petite extrémité se dirige en haut et en dedans, occupe toute la pupille et aboutit en un point qui diviserait la cornée en deux parties égales ; la grosse extrémité se trouve en bas et en dehors et occupe le tiers inférieur de la cornée. A l'éclairage oblique, cette tumeur parait *translucide verdâtre* ; on constate sur sa surface des stries jaunâtres partant de sa périphérie. On porte le diagnostic de *kyste de l'iris.* Son diamètre longitudinal est de 7 à 8 millim. et le transversal de 4 à 5 millim. L'iris est en partie envahi par cette tumeur, sa partie supérieure adhère à la cornée. La vue qualitative est abolie ; la malade peut encore distinguer le jour de la nuit.

Le Dr Galezowski fait pénétrer la pointe d'un couteau de Græfe au niveau de l'extrémité supérieure et divise cette partie de la cornée ; à ce moment, le kyste est crevé et laisse échapper un liquide séreux incolore, le kyste est attiré au dehors et excisé. Un bandage compressif est appliqué ; six jours après, la malade lit avec l'œil opéré CC à 11 pieds de distance et avec = 2,50 elle voit XL à 11 pieds et le n° 11 à 8 pouces.

L'examen histologique de la tumeur, fait par Latteux, a permis de constater que les parois du kyste étaient formées par le tissu normal de l'iris, ce qui

---

[1] Weimber; *Kyste de l'iris (Recueil d'Ophtalmologie,* n° 7, pag. 439, juillet 1882).

porte l'auteur à admettre l'opinion qui attribue ce kyste à une sorte de dédoublement de tissu de l'iris.

OBSERVATION XXII [1].

Feuer a recueilli à la clinique de M. le professeur Schulek l'observation suivante d'un cas de kyste de l'iris.

Orosz, Alexandre, âgé de 24 ans, berger, entre à l'Institut ophtalmique le
4 mai 1872. En 1869, en automne, il fut frappé d'une « cécité subite » des deux
yeux. Ces derniers étaient un peu rouges, mais peu douloureux. Après trois semaines, la vision de l'œil droit se rétablit, mais celle de son congénère ne fit
que décroître.

A l'examen de ce dernier, on constate les altérations suivantes : La cornée est
trouble dans ses deux tiers externes ; *près de son bord inférieur, on voit une petite
cicatrice dans laquelle une partie de l'iris est enclavée ; en arrière de l'opacité
cornéenne est une tumeur vésiculeuse qui englobe toute la moitié externe de l'iris
et empiète beaucoup sur la pupille, dont il ne reste qu'une ouverture falciforme très
étroite.* On reconnaît distinctement que le revêtement extérieur du kyste est
formé par du tissu de l'iris. En arrière de la fente pupillaire dilatée par l'atropine,
on aperçoit un corps grisâtre, c'est le cristallin opacifié. Le malade distingue à
l'aide de cet œil les mouvements de la main.

L'extirpation de ce kyste fut faite par M. Schulek, qui ne parvint à en
extraire que la moitié inférieure ; après l'opération, l'autre moitié, affaissée, ne
cachait plus l'iris, et l'on reconnaissait facilement la transition entre la partie
normale de cette membrane et sa partie kystique.

L'auteur décrit ensuite les caractères histologiques que présentait la partie
extraite du kyste. Il résulte de cette description que l'iris, normal à la périphérie, se divisait, vers un point plus rapproché du centre, en deux feuillets formant, l'un la paroi antérieure, l'autre la paroi postérieure du kyste.

Ce dernier était donc situé dans la couche moyenne de la membrane irienne ;
il n'avait d'individualité propre que l'épithélium à cellules hexagonales qui tapissait sa surface interne.

Quant à l'étiologie de ce kyste, « la cécité subite » qui s'est manifestée au
début de l'affection, ainsi que la cicatrice cornéenne, permet de supposer qu'il
est d'origine traumatique. S'appuyant sur cette observation, M. Feuer réfute
l'opinion de M. de Wecker au sujet de la pathogénèse des kystes de l'iris ; on
sait que, suivant cet auteur, les kystes séreux, de cause traumatique, seraient

---

[1] Sur les *Kystes de l'iris*, par le Dr N. Feuer, assistant à la Clinique ophtalmologique de
l'Université de Klausenbourg, pag. 110-123.

le résultat du pincement de l'iris dans la plaie de la cornée et de la transformation d'un pli de la membrane irienne en une sorte de sac (*Absackung*), en un
diverticulum dont le contenu séreux ne serait autre chose que de l'humeur
aqueuse. Mais alors, si les synéchies antérieures jouent dans la formation des
kystes traumatiques le rôle principal, pourquoi les adhérences de l'iris avec
des ulcères perforants de la cornée n'ont-elles pas le même résultat ? Comment
aussi exppliquer les cas de kystes traumatiques sans synéchie antérieure ? L'auteur rapporte deux de ces cas, empruntés à la clinique de M. le professeur
Arlt.

D'ailleurs, il a vu de la manière la plus manifeste le pédicule irien de la tumeur
se dédoubler et le kyste être logé entre les deux feuillets, c'est-à-dire dans le
tissu même de l'iris et non dans un pli de ce dernier.

Quant à l'épithélium kystique, l'auteur croit, avec M. Rothmund, qu'il provient
de la prolifération de parcelles de l'épithélium conjonctival de la cornée ou de
celui de la membrane de Descemet, qui ont été entraînées dans l'iris, et que
par conséquent il en est, à cet égard, des kystes séreux comme des kystes épi-
dermoïdes.

OBSERVATION XXIII.

Nagel a opéré un kyste de l'iris *survenu à la suite d'une lésion traumatique.*
Ce kyste était compliqué d'une cataracte. C'était un kyste double. La cornée
présentait à sa partie supérieure une cicatrice à laquelle adhérait l'iris. De chaque côté de cette synéchie antérieure s'était développé un kyste. Le supérieur
était le plus grand des deux, sa paroi antérieure était appuyée contre la cornée ;
le second, beaucoup plus petit, s'était développé plus tard. Au bout de deux ans et
demi, l'œil malade et son congénère devinrent le siège d'une irritation qui
nécessita l'extirpation du kyste. Nagel fit l'extraction de la cataracte, et en
même temps il essaya d'exciser le plus qu'il put de la paroi antérieure du kyste.
M. Ivanoff fit l'examen microscopique de la paroi extraite et la trouva constituée
par un tissu cellulaire mince et délicat. La vision ne se rétablit pas ; mais, trois
mois après l'opération, le kyste ne s'était pas reproduit et toute irritation avait
disparu aux deux yeux.

OBSERVATION XXIV.

Nous trouvons dans les *Transactions of the american Society*, de 1876
à 1878, l'observation suivante de Georges Strawbridge.

Chez un garçon de 14 ans, on observe un kyste de l'iris mesurant 7 millim.

en longueur et 6 millim. en largeur, et qui recouvrait la majeure partie du champ pupillaire. *La tumeur remontait à une année.*

On n'obtint aucun renseignement concernant le début de cette affection. *Au bord inférieur de la cornée on constata cependant la trace d'une petite cicatrice.* La tension de l'œil était normale, il n'y avait pas de douleur. Le kyste fut extrait en totalité; la guérison fut rapide.

OBSERVATION XXV.

Cette observation est certainement bien incomplète, mais c'est la première qui a été publiée, et Mackensie n'oublie pas de faire remarquer que le kyste s'est bien développé à la suite d'une blessure.

J'ai vu, dit-il, un kyste se former dans l'iris à *la suite d'une blessure.* Il était *semi-transparent* et paraissait *rempli d'un liquide ténu ;* mais, comme il n'augmentait pas de volume et n'occasionnait pas de souffrance, on n'y toucha pas.

Les vingt-cinq Observations qui précèdent ont été résumées dans le Tableau suivant.

Kystes séreux d'origine traumatique avec plaie pénétrante de la cornée (25 Observations.)

Nos d'ordre.	NOMS DES AUTEURS INDICATIONS BIBLIOGRAPHIQUES NOMS DES MALADES.	AGE DES MALADES OBSERVÉS.	CAUSES.	TEMPS ÉCOULÉ entre l'accident et l'apparition DE LA TUMEUR.	ANATOMIE PATHOLOGIQUE.	TRAITEMENT.
1	Warton Jones. The Lancet, june 1852 pag. 568. Eward R..., 1851.	5	Blessé avec une fourchette à l'âge de 3 ans et demi.	1 mois et demi.	Kyste séreux à parois délicates dans la chambre antérieure. Iridodialyse.	Deux ponctions, récidive, suppuration du kyste, évacuation à travers la sclérotique. Guérison.
2	Dalrymple et James Dixon. (Mackensie, Traité des maladies de l'œil.) Elise S..., 1834.	29	Blessée avec une fourchette à deux dents à l'âge de 17 ans.	12 mois.	Kyste séreux et transparent.	Ponction avec un couteau à cataracte. Récidive. Autre ponction, récidive. Troisième ponction et dilacération du kyste. Récidive. Excision des parois du kyste. Récidive avec cataracte. Ponction, récidive.
3	Hulke. Ophtalmic, Hosp. Report. Ann. Ocul., 1869, tom. CXII, pag. 39. X..., 1866.	7	Blessé avec une fourchette à l'âge de 5 ans.	2 mois.	Kyste ovale et aplati, transparent. Parois du kyste (tissu de l'iris revêtu de cellules épithéliales pavimenteuses).	Incision et excision de la tumeur. Guérison.
4	Knapp. Ann. Ocul., 1872, tom. LXVII, pag. 196. Cécile Delahaye.	11	Blessée avec la pointe d'un couteau à l'âge de 10 ans et demi.	10 mois.	Kyste transparent remplissant les 4/5 de la chambre antér. Membrane amorph. avec revêtement épithélial.	Deux excisions en deux points différents. Guérison.
5	De Wecker. Ann. Ocul., 1871, tom. LXVI, pag. 165. Arch. f. Augenheilkunde, vol. 1, 1869. X..., une femme.	32	Blessée avec un couteau à l'âge de 8 ans.	20 ans environ.	Kyste gris blanc gélatineux, avec diverticulum.	
6	Simrock. S. Opht. americ., 1870. Ann. Ocul., 1871, tom. LXV, pag. 265. X..., jeune fille.	12	Blessée avec des ciseaux.	5 ans.	Vésicule de la grosseur d'un pois.	Ponction, récidive. Excision, récidive.
7	Ad. Richard. Gaz. hebd. de Paris, 1851, pag. 1002. Pfaff, 18.	26	Blessé par un instrument tranchant dans son enfance.	20 ans environ.	Tumeur irienne bilobée, bleuâtre, opaline, à contenu mou et gélatineux. Synéchie.	Incision avec un couteau lancéolaire. Excision et arrachement. Vision troublée après l'opération bien que le kyste fût détruit.
8	Hulke. Ophthal. Hosp. Rep. Ann. Ocul., 1859, tom. LXII, pag. 39. X..., un enfant.		Coup de flèche à la partie inférieure et nasale de la cornée.	11 ans.	Kyste séreux. Synéchie.	Excision et arrachement. Guérison.
9	Critchett, rapp. par Strafford Morton. Opht. Hosp. Rep., 1876, Alfred P...	13	Blessure par un éclat de verre à l'âge de 12 ans.	1 ans.	Tumeur jaunâtre ; deux kystes iriens, un avant l'autre en arrière de l'iris. Kystes séreux.	Excision.
10	Allin, de New-York. Soc. Opht. americ., 1870. Ann. Ocul., 1871, pag. 264	15	Blessé à l'âge de 11 ans par un éclat de bois.	4 ans.	Kyste bilobé séreux.	Excision.

Kystes séreux d'origine traumatique avec plaie pénétrante de la cornée (25 Observations, *suite*.)

Nos d'ordre.	NOMS DES AUTEURS INDICATIONS BIBLIOGRAPHIQUES NOMS DES MALADES.	AGE DES MALADES OBSERVÉS.	CAUSES.	TEMPS ÉCOULÉ entre l'accident et l'apparition DE LA TUMEUR.	ANATOMIE PATHOLOGIQUE.	TRAITEMENT.
11	Desmarres, rapp. p. Guépin Thèse de Paris, 1860, M. B...; 22 mai 1861. Ann. Ocul., tom. XLVII, pag. 239.	27	Blessé à l'âge de 21 ans par un violent coup d'ongle ; plus tard iridectomie à l'âge de 24 ans.	6 ans. 3 ans.	Tumeur brunâtre arrondie.	Excision. Guérison.
12	De Græfe. Arch. f. Augen., Bd. XII, pag. 228.		Malade opéré de cataracte depuis deux ans et demi.	2 ans.	Kyste.	
13	Hutchinson, rapporté par Brailey. Ophtalmic Hosp. Rep. décembre 1876. James B...	67	Extraction de cataracte, procédé linéaire avec iridectomie; plus tard nouvelle iridectomie.	11 mois après.	Kyste grisâtre demi-transparent.	Extirpation de l'œil.
14	Desmarres. Thèse de Guépin. J.-B. L ..	33	Opéré d'une cataracte par broiement.		Tumeur bilobée, plus une troisième tumeur rouge brun.	Excision.
15	Horner.		Plaie pénétrante de la cornée, blessure de l'iris.		Kyste séreux.	Excision.
16	Desmarres. Thèse de Guépin.	43	Plaie pénétrante de la cornée, hernie de l'iris il y a trois ans.	3 ans.	Tumeur bilobée et transparente.	Excision. Guérison.
17	Ruet. Soc. Opht. de Heildelberg, 1864. Ann. Ocul., 1865, tom. XXXIV, pag. 19.		Plaie pénétrante de la cornée, pénétration d'un cil.		Kyste.	
18	Gayet. Soc. franc. d'Opht., 1883. X., un jeune homme.	25	(Éclat de capsule.) Plaie pénétrante de la cornée. Hernie de l'iris.		Kyste sur l'iris hernié.	Excision.
19	Feuer. Wien med. Presse, XVI, 1875, Hayem, tom. VIII, pag. 331.	13	Ulcère de la cornée et synéchie; *iridectomie*.	1 ans.	Kyste irien au voisinage de la synéchie.	
20	Feuer. Wien med. Presse, XVI, 1875. Hayem, tom. VIII, pag. 331.	9	Ulcère de la cornée ; iridectomie, synéchies.	6 mois.	Kyste transparent près de la synéchie.	
21	Galezowski. Obs. rapp. par Weimber, Soc. d'Opht., juillet 1882.	24	Hernie de l'iris. Ulcère de la cornée ou traumatisme.		Kyste séreux translucide verdâtre.	Ponction suivie d'excision.
22	Prof. Schulek de Klausembourg. Feuer. Crosz. Alexandre, 1872.		Plaie pénétrante de la cornée, hernie de l'iris, synéchie.		Kyste séreux.	Excision partielle.
23	Nagel.	14	Plaie pénétrante de la cornée, hernie de l'iris. Il y avait en même temps cataracte.		Kyste bilobé au voisinage des synéchies.	Extraction de la cataracte et excision du kyste.
24	Strawbridge.		Cicatrice de la cornée indiquant une plaie pénétrante de la cornée.		Kyste séreux datant d'un an.	Excision.
25	Mackensie. Traité des malad. de l'œil.		A la suite d'une blessure.		Kyste demi-transparent.	

Deuxième Partie.

Un deuxième groupe d'observations comprend onze faits de tumeurs perlées consécutives à des plaies pénétrantes de l'œil avec ou sans pénétration de cils.

OBSERVATION XXVI.

Warton Jones cite une observation de Tyrells qui, quoique succincte, nous donne un exemple incontestable de tumeur perlée que l'on peut rattacher à un traumatisme.

Une tumeur de la grosseur d'un petit pois et nacrée comme un tendon se forma sur l'iris, chez un garçon apprenti forgeron, quelques mois après une inflammation grave causée par une parcelle de fer chaud qui avait pénétré dans la cornée et s'était logée dans l'iris.

L'extraction du kyste fut faite, mais le malade ne put recouvrer la vue.

OBSERVATION XXVII.

M. le Dr Combessis (de Beaugency) a rapporté le fait suivant (*Gazette hebdom.*, 1855).

Charles T..., bien portant, âgé de 11 ans, jouait avec une lame d'acier, qu'il faisait plier ; l'objet s'échappa de ses mains, et, par son élasticité, alla blesser l'œil gauche à la partie interne du globe oculaire. Quelques accidents inflammatoires suivirent cet accident ; ils disparurent du reste en quelques jours. Depuis lors l'œil gauche est plus faible et se fatigue plus facilement que l'autre. Dans le mois de mai de l'année suivante, un des frères de Charles remarqua qu'il avait quelque chose de blanc sur le bleu de l'œil. La paupière supérieure recouvrait largement le globe : c'est ce qui explique pourquoi la tumeur ne fut pas remarquée plus tôt.

A la partie supérieure de l'iris, on voit une *tumeur arrondie*, de 5 à 6 millim. de diamètre, *blanche, non transparente*, attachée à l'iris par sa base et faisant saillie dans la chambre antérieure, ressemblant à une perle enchâssée dans l'iris. Un examen attentif montre que cette tumeur est formée de fibres blanches, tomenteuses, au-dessous desquelles il est facile de reconnaître les fibres propres de l'iris. Ces deux ordres de fibres sont du reste dirigées de haut en bas. La pupille est irrégulière, l'iris manifestement aplati au point qui correspond à l'insertion de la tumeur. On voit très bien que cet aplatissement est dû au refoulement de l'iris vers le centre de l'œil, par suite du développement de la tumeur. La pupille se dilate par la belladone, mais elle devient plus irrégulière ; elle devient alors tout à fait ovalaire. Les fibres de l'iris qui séparent la tumeur de la pupille sont presque cachées par la tumeur elle-même, qui empiète sur le champ pupillaire ; même dans ces conditions, le malade n'est nullement gêné.

M. Combessis n'a pu constater si la tumeur avait, en arrière de l'iris, un développement analogue à celui qu'elle présentait en avant.

Comme le kyste ne gênait que peu la vue et ne causait point de douleur, on s'en tint à l'expectation.

Dans cette observation, la nature du traumatisme nous permet de penser qu'il y a bien eu plaie pénétrante de la cornée; l'aspect de la tumeur était bien celui des tumeurs perlées de l'iris.

OBSERVATION XXVIII.

Nous lisons dans l'*Association medical Journal* l'observation suivante, qui est due à Walton.

Une jeune fille, âgée de 6 ans, se blessa l'œil droit avec des ciseaux ; la perte de la vue s'ensuivit. A l'âge de 18 ans, elle fut examinée par **M. H. Walton**, qui trouva l'œil enflammé et en voie d'atrophie ; une cicatrice qui s'étendait du bord supérieur de la cornée jusqu'au bord interne de cette membrane, presque au diamètre opposé, indiquait, par un stigmate indélébile, le point où la cornée avait été blessée ; il n'y avait, du reste, pas de hernie de l'iris.

La moitié supérieure de la chambre antérieure était occupée par une tumeur demi opaque, qui semblait adhérente avec la cicatrice de la cornée et qui siégeait sur le bord pupillaire de l'iris. L'iris était refoulé en arrière, aminci, concave. La tumeur était la cause de douleurs très vives.

Walton n'hésite pas à rattacher au traumatisme de l'œil le développement de la tumeur qu'il a observée.

OBSERVATION XXIX.

W. Cooper a publié dans *London Médicine Journal*, septembre 1852, l'observation suivante.

En février, un enfant âgé de 9 ans se frappa violemment l'œil. L'enfant tenait à la main un morceau de laiton.

Aussitôt après, de vives douleurs se manifestent; elles devinrent rapidement insupportables, et il vint réclamer les soins d'un médecin. Tout de suite, on crut que l'affection était due à une éraillure légère, due sans doute à un coup d'ongle. On reconnut ensuite l'existence d'un petit kyste, gros comme une perle. Comme, du reste, cette petite tumeur ne gênait en rien la vision, on crut devoir n'y pas toucher, dans la crainte d'accidents consécutifs à une ponction ou à une excision. Cependant le kyste s'accrut peu à peu, obstrua la pupille, et, au mois de mai, il occasionna une violente inflammation. Les douleurs étaient intolérables et le volume de l'œil était notablement augmenté. Le 30, on résolut l'opération. La cornée est ponctionnée avec le couteau de Jäger, la base de la tumeur est saisie avec des pinces fines; sa dureté est telle que les pinces glissent sans laisser d'empreinte. L'incision de la cornée est augmentée, de fortes pinces sont introduites ; on pratique la rupture de la paroi, qui a la résistance du cartilage. On chercha à couper avec des ciseaux l'attache du kyste au ligament ciliaire qui était au côté interne ; on reconnut que le kyste s'était développé près de la face postérieure de l'iris et avait remonté au-devant du cristallin, pour venir faire hernie dans la chambre antérieure par l'orifice pupillaire.

A cause de ses adhérences à l'iris, le kyste ne put être complètement enlevé; cependant les douleurs cessèrent, la santé redevint bonne et la vue fut améliorée.

C'est deux ans après le traumatisme que l'on vit se développer une tumeur. Elle était d'abord comme une petite graine. Un an après, la tumeur prit le volume d'un pois; elle était brillante et irisée comme une perle.

Pendant l'extraction de cette tumeur, l'iris fut détaché.

L'examen microscopique fit voir qu'elle était formée de cellules épithéliales si étroitement agglutinées qu'il fallait la macération pour les séparer.

Nous avons bien là une tumeur perlée de l'iris dont l'origine peut être rattachée à un traumatisme. Il est à peu près sûr qu'il y a eu plaie pénétrante de la cornée, soit par l'action du laiton, soit par un coup d'ongle. Il y avait à l'œil une éraillure; il nous est bien permis de penser que l'éraillure était profonde et qu'elle constituait en réalité une plaie pénétrante de la cornée. Quant à la nature de la tumeur, il ne saurait y avoir à son sujet aucune hésitation: c'était bien à une tumeur perlée que l'on avait affaire.

OBSERVATION XXX.

Bien que publiée en 1876 sous le nom de kyste de l'iris, l'observation suivante de Hosch (de Bâle) est un cas de tumeur perlée consécutive à un traumatisme avec plaie pénétrante de la cornée.

Hosch (de Bâle) a eu la bonne fortune de pouvoir examiner l'œil de son malade, l'énucléation ayant été reconnue nécessaire.

Le traumatisme remontait à quatorze ans. L'iris, en dedans, présentait une lacune communiquant avec la pupille. En dessous d'elle était un kyste qui repoussait la sclérotique.

A l'examen, on trouvait une espèce de corde partant de la rétine, de la choroïde et de la sclérotique, pour se perdre en avant sur la paroi du kyste. Elle était formée de fibres connectives et renfermait des vaisseaux et du pigment dans sa partie postérieure.

Le kyste avait une forme en bissac : la partie antérieure était formée par la cornée et la sclérotique, l'espèce de diaphragme par la limite cornéo-sclérale ; l'iris formait la partie interne antérieure et postérieure de la seconde cavité. Le bord pupillaire était à sa place normale et renfermait ses couches normales ; la lamelle pigmentée avec une minime partie de tissu irien s'en détachait, pour se réfléchir en arrière et s'attacher largement à la région équatoriale de la lentille ; le reste du tissu irien se réfléchissait en avant, pour s'attacher à la cornée vers l'isthme du bissac. En dehors, le kyste était formé par le corps et le muscle ciliaires ; la conjonctive, très vasculaire, formait la paroi antérieure. Dénudé, le kyste était formé d'une seule couche de cellules plates se recouvrant comme les tuiles d'un toit et renfermant un noyau. L'épithélium antérieur de la cornée et la membrane de Descemet étaient bien conservés.

Hosch conclut de son observation que le tissu de l'iris peut, par dédoublement, donner lieu à un kyste qui se trouve dans l'iris même.

OBSERVATION XXXI.

W. Bockliffe a publié en 1883 un cas que l'on peut rattacher à l'histoire des tumeurs perlées de l'iris consécutives à des plaies pénétrantes de la cornée. Dans son observation, une tumeur s'était développée sur un cil qui avait pénétré dans la chambre antérieure.

Brailey, qui examina le cas observé par Bockliffe, déclara que la tumeur était composée de cellules épithéliales aplaties, semblables à celles de la conjonctive.

Ce savant histologiste croyait que les cellules de la gaîne de la racine du poil avaient proliféré dans la chambre antérieure,

---

[1] W. Bockliffe (*Ophthat. Soc. of the Great-Britain and Island*, 11 janvier 1883). *On a peculiar growth developing in anterior chamber.*

Le Dr Pamard (d'Avignon) a publié dans les *Annales d'Oculistique*, en 1841, une observation des plus intéressantes de tumeur perlée consécutive à un traumatisme de l'œil avec plaie pénétrante de la cornée.

Un homme âgé de 28 ans, dit-il, battait le briquet (janvier 1838), lorsqu'il sentit un corps étranger qui pénétrait dans l'œil. Il résulta de cet accident une légère ophtalmie qui dura deux jours et qui s'accompagna d'un certain trouble de la vue.

On ne fit pas de traitement, mais l'inflammation disparut peu à peu, sans toutefois que la vision revînt à l'état normal.

Dès le lendemain de l'accident, en examinant son œil, le malade crut y voir un poil, et des médecins, qu'il consulta, reconnurent aussi l'existence d'un poil dans l'œil, sans pouvoir déterminer si ce poil était situé entre les lames de la cornée ou dans la chambre antérieure.

Le blessé vint alors consulter M. Pamard (d'Avignon), 21 mars 1839. Il n'existait pas d'irritation dans l'œil ; les membranes et les humeurs étaient à l'état normal. On voyait distinctement à la partie inférieure de la chambre antérieure *un corps sphérique, du volume et de la forme d'un pois*, dont le segment supérieur atteignait la pupille et empiétait sur elle lorsqu'elle était dilatée. A ce corps, était attaché un poil qui se dirigeait obliquement en haut et en dedans et traversait la pupille. L'iris se contractait avec moins de facilité que dans l'autre œil. La vue était incertaine et les objets paraissaient au malade comme coupés par une ligne noire ; il n'y avait pas de trace de cicatrice à la cornée.

Le 22 mars, M. Pamard fit une ponction à la cornée et chercha à extraire ce corps ; mais il adhérait assez fortement à l'iris. A l'aide des ciseaux courbes de Daviel, M. Pamard excisa les parties adhérentes le plus près possible du corps étranger, qui fut entraîné par les pinces.

Cette opération ne fut pas suivie d'accidents graves, et une petite hernie de l'iris fut combattue par un léger attouchement avec le nitrate d'argent.

Le 22 avril, le malade retournait dans son pays avec une vue parfaite.

L'examen anatomique de la production morbide a fait voir un corps de forme sphérique du volume d'un pois, d'une couleur blanche nacrée, de consistance molle, mais assez résistante ; l'apparence de ce tissu morbide était celle d'un tissu fibreux uni à du tissu cellulaire. Ce corps, par le point où il adhérait à l'iris, était recouvert d'une tache noire ; il était traversé par un poil qui y adhérait fortement et faisait saillie en dehors de cinq ou six lignes ; ce poil, par ses dimensions, sa forme et sa couleur, avait l'aspect d'un cil du malade. (*Annales d'Oculistique*, 1841, 4e année, tom. V, pag. 157.)

OBSERVATION XXXIII.

Nous trouvons dans les *Annales d'Oculistique* de 1873 l'observation suivante, qui a été recueillie par Rothmund.

Sur un malade qui avait eu la cornée perforée par un éclat de fer, Rothmund fit l'extraction de quatre cils agglutinés qui s'étaient logés dans la chambre antérieure. Après cette opération, la guérison marcha rapidement; mais, deux ans plus tard, le malade revint, accusant de vives douleurs dans l'œil qui avait été blessé, et qui présentait une forte hyperhémie de la conjonctive et de l'épisclérite. On voyait à la partie externe et supérieure de la chambre antérieure un corps arrondi, blanchâtre, ayant l'apparence d'une vésicule. L'auteur reconnut dans cette tumeur un kyste de l'iris et entreprit de l'extirper. Il fut assez heureux pour le faire sortir en entier. L'examen du kyste, qu'il institua de concert avec M. le professeur Buhl, donna les résultats suivants : le néoplasme avait une forme ovale, une longueur de 8 millim., une largeur et une hauteur de 5 millim. Encore recouvert à sa face inférieure de pigment (restes de l'uvée), il était blanc, lisse, un peu nacré à sa face supérieure. La paroi kystique était constituée par des cellules épidermiques disposées par couches concentriques, sans noyaux, et ressemblant beaucoup aux cellules du tissu médullaire des plantes. Ce néoplasme offrait donc les caractères histologiques d'un épidermoïdome.

Rothmund, bien que désignant dans le cours de son observation la tumeur de son malade comme un kyste, la distingue des kystes séreux et donne des caractères qui doivent la faire considérer comme une véritable tumeur perlée.

L'existence d'une plaie pénétrante de la cornée est incontestable, puisque des cils avaient été projetés dans la chambre antérieure de l'œil.

OBSERVATION XXXIV.

Stœber a publié dans les *Annales d'Oculistique*, en 1869, une observation fort importante pour l'histoire des tumeurs perlées de l'iris; la voici tout entière.

Le 16 août 1864, un jeune garçon d'une bonne constitution se présenta à la Clinique ophtalmologique. La mère et l'enfant lui-même rapportent qu'il y a dix mois, ce dernier a eu l'œil droit contusionné par un éclat de bois. Immédiatement après l'accident, on ne remarqua rien de particulier à l'œil ; quelques jours après. une légère irritation se manifesta dans cet organe, mais disparut en peu de temps. L'enfant continua ses études sans rien éprouver à son œil. Au bout de plusieurs mois, on aperçut une petite tache blanche derrière la cornée. Cette tache, augmentant peu à peu, s'étendit au-devant d'une partie de la pupille ; depuis deux mois, la vue baisse sensiblement à l'œil malade, qui, par moment, a présenté un peu d'irritation et une légère photophobie.

État actuel. — Dans la chambre antérieure existe une tumeur ayant la forme et les dimensions d'un petit pois légèrement ovalaire.

Ce petit corps est implanté sur la partie externe du bord pupillaire de l'iris, auquel il est visiblement adhérent ; on voit même des vaisseaux sanguins passer de l'iris sur la tumeur. Celle-ci s'étend jusqu'au milieu de la pupille ; de son extrémité part une ligne brune foncée qui se dirige vers le côté opposé de la pupille, où elle paraît se perdre derrière l'iris. Les parents de l'enfant pensaient que ce corps linéaire pouvait être une esquille du corps contondant qui avait frappé l'œil, ce que ni la forme ni la couleur de cette ligne régulière ne nous permettaient d'admettre. On remarquait cependant que là où la ligne brune se terminait derrière l'iris, cette membrane était légèrement poussée en avant vers la cornée. A la cornée même on ne remarquait aucune trace de cicatrice ; autour de cette membrane, les vaisseaux sont légèrement injectés ; l'enfant ne se plaint ni de douleur ni de photophobie. L'indication était évidente : il fallait enlever la tumeur afin de l'empêcher d'envahir la pupille et d'abolir la vue.

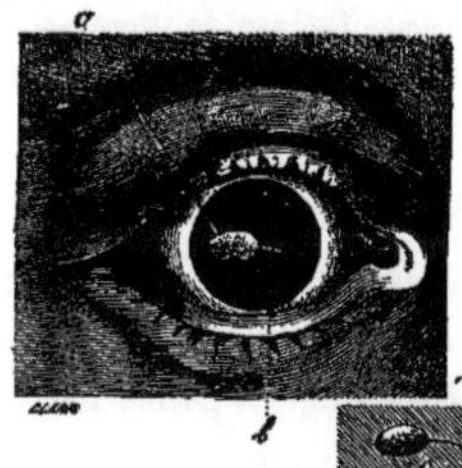

Fig. 1. — Observation de Dʳ Stœber (obs. xxxiv),

a. Tumeur perlée.
b. Cil implanté dans la tumeur.
c. La tumeur après son extirpation.

L'opération fut pratiquée immédiatement. L'enfant chloroformé, Stœber fit une incision à la partie inférieure du bord de la cornée ; il saisit la tumeur avec une pince, il la tira au dehors avec la partie de l'iris à laquelle elle adhérait, et l'enleva d'un coup de ciseaux. La plaie se cicatrisa rapidement, et, le 22 août, l'enfant quitta Strasbourg. La vue était rétablie ; aucune trace d'irritation n'existait à l'œil. L'opération ne laissa après elle qu'une déformation de la pupille, résultat inévitable de l'ablation d'une portion du bord pupillaire inférieur de l'iris. La tumeur excisée était constituée par un kyste dont le contenu blanchâtre, grumeleux, était formé de cellules remplies de graisse et de cristaux de cholestérine. La ligne brune qui traversait la pupille était formée par un cil châtain foncé

6

implanté par son bulbe au fond d'un kyste, et dont l'extrémité libre avait été cachée par l'iris. Ce cil avait une longueur de près d'un centimètre et était légèrement recourbé. Le cil avait pénétré dans l'œil au moment du traumatisme, et c'est au voisinage de son follicule que s'était développée la tumeur.

Stœber se demande si le cil s'était développé dans le kyste ou s'il avait pénétré du dehors. Je crois devoir admettre, dit-il, cette dernière opinion. Les poils des kystes dermoïdes sont fins, peu colorés, sans bulbe, réunis en nombre plus ou moins considérable. Ici il n'y a avait qu'un cil châtain foncé, muni de son bulbe et présentant un aspect analogue aux cils qui garnissaient les bords palpébraux. Il est vrai que je n'avais pas remarqué de cicatrice à la cornée, mais une petite ouverture a pu exister sur le limbe antérieur de la sclérotique et ne pas laisser de trace bien appréciable après sa cicatrisation.

L'inspection de la pièce anatomique et du dessin qui l'accompagne, et qui a été exécuté par M. Schmidt, interne du service, fait voir que cette tumeur ne ressemble en rien aux kystes vésiculaires de l'iris. Ceux-ci contiennent un liquide séreux, limpide, et se développent dans le parenchyme de l'iris, dont ils écartent les fibres.

OBSERVATION XXXV [1].

L'observation suivante, que nous trouvons citée à la Société ophtalmologique de Heidelberg, session de 1871, bien que publiée comme kyste de l'iris, nous paraît devoir être considérée comme une tumeur perlée de l'iris consécutive à un traumatisme avec plaie pénétrante de la cornée.

Le professeur Sweigger, y est-il dit, rapporte un cas de kyste de l'iris observé chez un étudiant et occasionné par une blessure reçue dans un duel. Le professeur Sweigger trouva dans la chambre antérieure six cils qu'il ne put extraire qu'à l'aide de deux opérations. A la deuxième, il aperçut à la partie externe de l'iris deux points blancs au voisinage d'un des cils. Ces points se développèrent assez rapidement, et, après trois mois, ils avaient acquis le volume d'une tête d'épingle. Il en fit l'extraction au moyen d'une iridectomie. Kranse examina ces petits kystes à l'aide du microscope et reconnut qu'ils étaient uniquement formés de cellules épithéliales.

OBSERVATION XXXVI.

M. le Dr Monoyer est le premier auteur qui ait bien nettement distingué les kystes des tumeurs perlées de l'iris.

---

[1] *Annales d'Oculist.*, 1872, pag. 283, 35e année, tomé LXVII.

L'observation qui a été l'occasion de son Mémoire est un des faits les plus nets de tumeur perlée consécutive à un traumatisme avec plaie pénétrante de la cornée.

M. le Dr Monoyer a traité au service ophtalmologique de l'hôpital civil de Strasbourg un apprenti ferblantier domicilié à Bischwiller et né à Buhl (Bas-Rhin). Ce jeune homme avait reçu, un an auparavant, une blessure à l'œil pendant qu'il cherchait à dégager un rouleau de fil de fer. La plaie de la cornée provoqua un écoulement d'humeur aqueuse. La vue fut momentanément perdue au moment de l'accident, mais elle revint assez rapidement quelques jours après. Depuis cet accident, le malade a eu à plusieurs reprises quelques poussées inflammatoires. Ce n'est que depuis quelques jours qu'il a remarqué dans son œil la présence d'une excroissance qui fait des progrès inquiétants, sans qu'il y ait cependant ni douleur ni gêne notable.

L'examen de l'œil fit constater à M. Monoyer la présence de deux tumeurs : l'une, située en bas et en dehors, était blanche, à reflet nacré ; elle avait la forme et les dimensions d'un gros grain de blé, de 6 millim. de long sur 4 de large.

Par sa base, cette tumeur adhérait intimement à l'iris, dont elle occupait presque toute la portion comprise dans le segment inféro-externe, tandis qu'en avant elle proéminait au contact de la face postérieure de la cornée ; un étroit liséré jaunâtre un peu saillant régnait tout autour de la base d'implantation de la néoplasie.

Une seconde tumeur plus petite siégeait également sur l'iris, à l'opposite de la première, tout près de la circonférence de la cornée ; elle ressemblait, à s'y méprendre, pour la couleur et pour la forme à une perle de nacre de la grosseur d'un grain de millet ; elle avait 2 millim. dans tous les sens ; elle était aussi entourée à sa base d'un léger bourrelet jaunâtre. De cette dernière tumeur partait un cil ou poil châtain foncé, visible seulement à l'éclairage focal, tant il était fin, et qui se dirigeait vers le centre de la pupille, où il se terminait.

Ce cil présente un mode d'implantation remarquable à l'extrémité adhérente à la tumeur ; il traverse celle-ci de part en part dans une étendue d'environ un millim. ; puis, à sa sortie, il se recourbe et forme ainsi un crochet dont la pointe

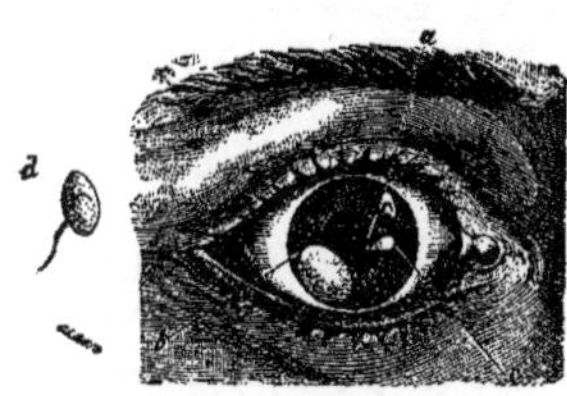

Fig. 2:—*Épithélioma perlé de l'iris,* observation de M. MONOYER. (obs. XXXVI).

a. Petite tumeur traversée par un cil.
b. Grande tumeur perlée de l'iris.
c. Taie traumatique de la cornée.
d. Petite tumeur *a* grossie deux fois pour montrer ses rapports avec le cil qui la traverse.

est libre et émerge d'un demi-millim. Cette disposition prouve que le poil en question a été apporté du dehors; et comme, en outre, aucune de ses extrémités ne montre de renflement bulbaire, nous en concluons que le cil a été coupé et

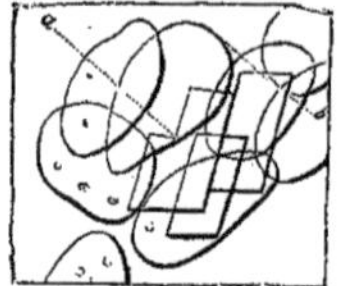

Fig. 3. — Coupe parallèle à la surface d'une tumeur perlée.

a Cristaux de cholestérine.
b Cellules épithéliales sans noyaux.

non arraché. La pupille est légèrement déformée ; l'œil gauche est parfaitement sain.

L'accroissement rapide de la tumeur détermine M Monoyer à en proposer l'extirpation. La plus volumineuse des deux fut enlevée à l'aide d'une incision linéaire ; l'opération fut longue et difficile ; une inflammation très violente se déclara le lendemain de l'opération et l'œil fut entièrement perdu. La petite tumeur, celle qui était traversée par un cil, n'avait pas été enlevée. L'examen microscopique montra que la grosse tumeur était constituée par des lamelles épithéliales emboîtées en couches concentriques. Les cellules épithéliales étaient fusiformes, sans noyaux (fig. 3). Çà et là, entre les couches épithéliales, il y avait quelques cristaux de cholestérine (Voy. Pl. I, fig. 7 et 8).

J'ai observé un fait des plus intéressants, qui vient s'ajouter à tous ceux qui précèdent. La relation du traumatisme avec plaie pénétrante de la cornée et la production de la tumeur perlée sont des plus évidentes.

Le 23 juillet 1879, je fus appelé rue de la Chartreuse, à Bordeaux, chez un forgeron qui venait de se faire sur le globe de l'œil une blessure assez grave. Dans un violent effort pour dévisser une vis rouillée, cet ouvrier s'était frappé à l'œil gauche avec son tourne-vis. L'instrument avait fait à la partie inférieure de la cornée, près de son union avec la sclérotique, une plaie de 6 millim. environ ; après avoir pénétré dans la chambre antérieure de l'œil, le tourne-vis avait déchiré un petit segment d'iris, qui avait été entraîné au dehors.

Quand je vis le malade, la pupille présentait l'aspect d'un triangle à base inférieure, à sommet supérieur. L'instrument qui avait blessé l'œil avait fait une iridectomie presque irréprochable dans le segment inférieur de l'iris. Le lambeau d'iris arraché flottait au niveau de la plaie cornéenne. Il y avait du sang dans la chambre antérieure ; le malade y voyait encore un peu de cet œil.

Je proposai l'excision du lambeau d'iris hernié ; cette opération fut d'abord acceptée ; mais, au moment de la faire, le malade, très pusillanime, refusa très énergiquement de se laisser opérer.

Je versai dans l'œil quelques gouttes d'une solution d'atropine et je fis faire toute la nuit des lotions fraîches sur les paupières.

Le lendemain, les paupières étaient tuméfiées, la conjonctive était rouge, les douleurs étaient très vives ; le malade n'y voyait plus de l'œil gauche. Je fis appliquer des sangsues dans la région de là tempe, je prescrivis une purgation au calomel et des bains de pied sinapisés ; on continua les instillations d'atropine. Le malade se trouva notablement soulagé. On continua encore pendant quelques jours l'usage de l'atropine, on renouvela les purgations au calomel ; l'inflammation diminua progressivement et disparut presque complètement en huit jours.

Le lambeau d'iris hernié se sphacéla et tomba le neuvième jour après l'accident ; l'épanchement qui existait dans la chambre antérieure se résorba. Au quinzième jour, le malade put reprendre ses occupations en protégeant son œil blessé avec un bandeau.

La vue, qui avait été complètement perdue du côté gauche, revint progressivement presque à son état normal; il restait seulement au malade un peu de diplopie. La pupille était irrégulière, elliptique (fig. 4) ; elle se trouvait transportée en bas, au voisinage de la plaie cornéenne cicatrisée; elle mesurait environ 2 millim. de largeur sur 4 millim. de hauteur. L'iris, fortement tiraillé au moment de l'accident, s'était arraché en deux points de ses insertions ciliaires ; je pus constater une iridodialyse de 1 centim. à la partie interne de l'œil (f) et une irido-dialyse moins étendue, d'environ 4 millim., à la partie externe et inférieure (e).

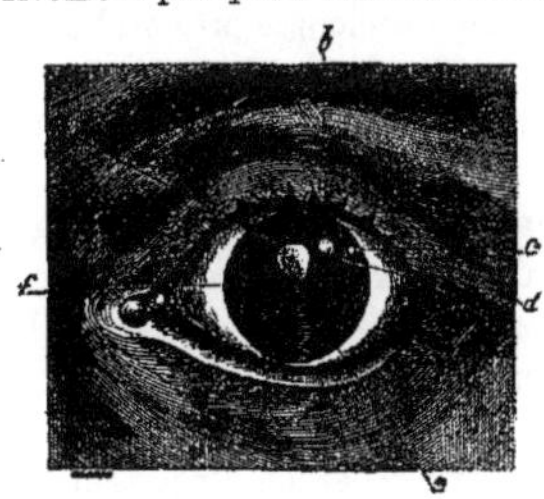

Fig. 4.

a. Tumeur perlée contenant un cil.
b. Petite tumeur perlée se développant près du bulbe d'un cil.
c. Très petite tumeur perlée en voie de développement sur le trajet d'un cil.
e. Iridodialyse externe.
f. Iridodialyse interne.

En examinant l'iris avec attention, je vis que plusieurs cils s'étaient introduits dans l'œil au moment de l'accident. Un de ces cils se trouvait horizontalement placé au-devant de l'iris au niveau de sa partie moyenne ; un peu au-dessus de la pupille déplacée, il paraissait immobile dans cette situation. Deux autres cils s'étaient logés en haut en dehors près des insertions périphériques de l'iris, presque dans le sillon compris entre la cornée et cette membrane ; je ne les avais point découverts dans les premiers jours de l'accident ; ce n'est que plus tard que je suis parvenu à les apercevoir, lorsque le malade a pu supporter patiemment l'examen de l'œil à la lumière oblique.

Je cessai de voir ce malade pendant quatre mois ; il revint chez moi en novembre 1879. Il s'était aperçu qu'il avait sur son iris deux petits points blancs sur la nature desquels il désirait être fixé. Je n'eus pas de peine à diagnostiquer l'existence de deux petites tumeurs perlées en voie de développement. Ces tumeurs, à peine grosses comme des têtes de très petites épingles, tranchaient par leur couleur blanc nacré sur la couleur bleue de l'iris ; elles étaient arrondies et légèrement saillantes sur le plan antérieur de cette membrane (Pl. I, fig. 5) (Voy. fig. 4 a b c). L'une d'entre elles se développait près du bulbe d'un cil situé près du centre de l'iris ; l'autre était placée en haut et en dehors, près de la périphérie du diaphragme irien ; elle se développait près du bulbe d'un autre cil qui s'était logé dans cette région. Le malade n'accusait, du reste, aucune douleur, il pouvait vaquer à ses occupations et n'était gêné que par un peu de diplopie.

Au mois de mars 1880, ce malade revint encore me voir ; l'une de ces tumeurs, celle qui était située près du centre de l'iris, avait pris depuis quelque temps un développement considérable, elle paraissait grosse comme un petit pois (fig. a) ; celle qui était située à la partie supérieure et externe de l'iris (b) était restée stationnaire. La grosse tumeur, qui d'abord s'était développée près du bulbe du cil, l'avait englobé dans son développement. Le cil paraissait à ce moment implanté dans la tumeur par son bulbe ; d'abord accolé à la face antérieure de l'iris, il s'en était progressivement écarté, entraîné par le développement progressif de la tumeur. Le cil était à ce moment situé à égale distance entre la cornée et l'iris, il flottait librement par une de ses extrémités dans l'humeur aqueuse. Par l'éclairage oblique, on voyait l'ombre de ce cil se projeter sur l'iris et se déplacer suivant la direction de la lumière (Voy. Pl. I, fig. 5).

Le malade avait tout d'abord toléré sans réaction la présence de trois cils dans la chambre antérieure de l'œil ; plus tard, il avait vu se développer près du bulbe de ces cils deux petites tumeurs perlées sans éprouver la moindre douleur ; mais depuis quelque temps il ressentait des douleurs péri-orbitaires, il avait de la photophobie, du larmoiement ; l'œil paraissait fortement congestionné. J'eus recours de nouveau au traitement antiphlogistique et aux instillations d'atropine, et l'inflammation parut céder.

Un mois après, il y eut une nouvelle poussée d'irido-choroïdite. En présence du développement continu de la tumeur et du retour des accidents inflammatoires, je proposai d'enlever en même temps par une seule opération les cils et les tumeurs de l'iris. Ces tumeurs paraissaient devoir amener tôt ou tard une ophtalmie violente et la perte de l'œil malade, et elles pouvaient même provoquer le développement d'une ophtalmie sympathique du côté de l'œil sain. Le malade ne voulut en aucune façon se laisser opérer. Depuis ce moment, nous avons eu à lutter plusieurs fois contre des poussées inflammatoires ; mais, depuis le mois de décembre 1880, aucun accident de ce genre ne s'est produit. Il paraît y avoir maintenant un temps d'arrêt dans le développement de la tumeur la plus volumineuse, qui est grosse environ comme un pois ; celle qui est située à la partie supérieure et externe de l'iris est tojuours stationnaire.

En examinant l'iris avec beaucoup d'attention, j'ai pu découvrir encore un très petit point blanc qui se développe près d'un cil à la partie supérieure et externe de l'iris (fig. 4 c) : c'est une nouvelle tumeur perlée qui se forme et dont l'origine doit être très récente. Il y a donc chez mon malade, en ce moment, trois tumeurs perlées et trois cils en rapport avec chacune de ces tumeurs ; la pupille est déplacée, et, de plus, il existe deux irido-dialyses.

La plus grosse des tumeurs comprend un cil dans son intérieur, les deux autres se développent seulement au voisinage des deux autres cils.

Le malade se livre à tous les travaux de sa profession ; il n'a presque plus aucune douleur péri-orbitaire ; l'œil n'est pas congestionné, le malade peut lire avec cet œil les caractères ordinaires d'imprimerie. Cependant, pour éviter la diplopie, il le tient presque continuellement fermé.

L'œil droit est parfaitement intact, le malade n'a jamais eu à s'en plaindre. Surviendra-t-il de nouvelles poussées inflammatoires ? le malade pourra-t-il éviter une opération ? le temps d'arrêt qui s'est produit sera-t-il de longue durée ? C'est là ce qu'on ne saurait prévoir.

L'observation qui précède présente un grand nombre de faits intéressants à relever. L'iris a été fortement ébranlé chez mon malade au moment de l'accident . il s'est arraché en deux points de ses insertions ciliaires, et, de plus, il a été déchiré au niveau de son segment inférieur ; il y a eu une iridectomie et deux irido-dialyses. L'iris a fait hernie à travers la plaie de la cornée. La plaie de l'iris a déterminé la formation d'un épanchement de sang dans la chambre antérieure de l'œil. Le tourne-vis, en déchirant la cornée et l'iris, avait accroché le bord ciliaire de la paupière et avait ainsi entraîné dans l'œil trois cils munis très probablement de leur follicules. L'œil a très bien supporté le traumatisme violent auquel il avait été soumis ; la plaie cornéenne s'est cicatrisée, l'iris hernié s'est sphacélé, l'épanchement sanguin s'est résorbé, et l'inflammation qui menaçait l'œil immédiatement après l'accident a cédé au traitement antiphlogistique que j'ai institué. La présence des trois cils dans la chambre antérieure pouvait faire craindre le développement rapide d'une ophtalmie violente ; mais le malade a échappé à cet

accident. Pendant huit mois, les cils ont été tolérés sans aucune réaction.
Les petites tumeurs épithéliales se sont même formées sans qu'il soit survenu
aucun accident inflammatoire ; ce n'est que huit mois environ après le traumatisme, lorsque l'une des tumeurs a atteint le volume d'un petit pois,
qu'il est survenu de l'inflammation. A ce moment et pendant huit mois environ, j'ai eu à combattre de fréquentes poussées d'irido-choroïdite ; enfin,
depuis lors, la tolérance paraît s'être presque définitivement établie. J'avais
proposé, à plusieurs reprises, de faire l'extirpation des tumeurs et des
cils pour arrêter le développement de l'irido-choroïdite sur l'œil malade, et
surtout pour empêcher qu'il ne se déclarât une ophtalmie sympathique sur
l'œil sain ; mais en présence de l'amélioration persistante, je crois qu'il n'y a
qu'à attendre.

Le développement de cette tumeur ne s'est point fait régulièrement,
comme dans un kyste. On remarquait des bosselures, des inégalités, qui indi-
quaient que la tumeur était positivement solide. Un fait à remarquer, c'est
que la tumeur placée près du centre de l'iris s'est seule développée ; les
petites tumeurs de la périphérie sont restées stationnaires. Les cils n'ont pas
grandi ; on n'aperçoit aucun nouveau poil sur la tumeur, ce qui serait certainement arrivé si l'on avait eu affaire à une tumeur dermoïde.

Aujourd'hui, après cinq ans, la vue du malade du côté de l'œil sain est
parfaite ; du côté où existe la tumeur perlée, la vue est un peu confuse, mais
elle n'est point perdue ; la tumeur occupe environ un quart de diamètre de
l'iris ; elle a le volume d'une grosse lentille, elle n'a pas contracté d'adhérences
avec la cornée, elle est traversée par le même cil qui baigne depuis cinq ans
dans l'humeur aqueuse sans s'altérer ; les cils qui sont à la périphérie de
l'iris n'ont changé ni de place ni d'aspect. Il n'y a plus de douleur dans l'œil
malade. Il n'y a point d'opération urgente à proposer.

Les douze observations qui précèdent, ont été résumées dans le tableau
suivant.

12 Observations de Tumeurs perlées d'origine traumatique, avec plaie pénétrante de la cornée.

Nos d'ordre.	NOMS DES AUTEURS. INDICATIONS BIBLIOGRAPHIQUES. NOMS DES MALADES.	Age des malades observés.	CAUSES.	Temps écoulé entre l'accident et l'apparition de la tumeur.	ANATOMIE PATHOLOGIQUE.	TRAITEMENT.
26	Tyrrells, cité par Warton Jones, pag. 388. Traité des malad. de l'œil. Practical work on the Eyes, tom. I, pag. 388, London 1840.		Parcelle de fer chaud dans l'iris.		Tumeur nacrée, comme un tendon de la grosseur d'un petit pois.	Extraction de la tumeur. La vue fut perdue.
27	Combecis de Beaugency. Gaz. hebd. de Paris, Charles F...	11	Plaie pénétrante avec une lame d'acier.	quelque mois après.	Tumeur arrondie non transparente, comme une perle.	Pas de traitement.
28	Walton. Assoc. med. Journal.	18	Blessé à l'âge de 6 ans avec des ciseaux.		Tumeur à demi opaque, arrondie, siégeant sur le bord pupillaire de l'iris.	
29	W. Cooper. London medicine Journal, septembre 1852.	11	Blessé avec un morceau de laiton ; éraillure de la cornée.	2 ans.	Tumeur décrite par l'auteur comme un kyste ; elle était dure et presque cartilagineuse.	Excision.
30	Hosch de Bâle, 1876.		Traumatisme avec plaie pénétrante de la cornée.		Tumeur en bissac, de nature épithéliale.	Énucléation.
31	W. Rochliffe, 1883.		Plaie pénétrante de la cornée ; pénétration d'un cil.		Tumeur perlée de l'iris formée de cellules épithél.	Excision.
32	Pamard d'Avignon, Ann. Ocul., 1841, 4e ann., tom. V, pag. 157.	28	Plaie pénétrante de la cornée en battant le briquet ; cil dans l'œil le lendemain	1 an.	Tumeur perlée.	Excision complète. Guérison.
33	Rothmund. Ann. Ocul., 1869.		Plaie pénétrante de la cornée par un éclat de fer ; 4 cils dans l'œil.	2 ans.	Tumeur perlée.	Excision complète. Guérison.
34	Stœber. Ann. Ocul., 1869.		Plaie pénétrante par un éclat de bois ; cil dans l'œil.	plusieurs mois après.	Tumeur perlée implantée près du bord pupillaire de l'iris ; cette tumeur contenait un cil.	Excision complète. Guérison.
35	Sweigger. S. Opht. de Heidelb., 1871. Ann. Ocul., 1872, pag. 285, 5e ann., tom. LXVII.		Plaie pénétrante de la cornée dans un duel chez un étudiant ; 6 cils dans l'œil.		Deux tumeurs perlées.	Excision avec iridectomie.
36	Monoyer. Gaz. de Strasbourg. Un jeune ferblantier.		Plaie pénétrante de la cornée par un fil de fer ; cil dans l'œil.		Deux tumeurs perlées.	Incision linéaire. Extraction difficile.
37	Masse. Gaz. hebd. des Scienc. méd. de Bordeaux. Soc. de Chir., févr. 1881.	33	Plaie pénétrante de la cornée par un coup de tourne-vis, hernie de l'iris ; cil dans l'œil ; irido-dialyse.	4 mois.	Trois tumeurs perlées.	Pas d'opération.

Troisième Partie.

Le troisième groupe de mes observations comprend sept cas de kystes séreux consécutifs à des chocs ou à des contusions plus ou moins violentes de l'iris.

OBSERVATION XXXVIII.

De Wecker, en 1869, a été à même de constater une dégénérescence cystoïde de l'iris chez un homme de 30 ans qui avait reçu quatre semaines auparavant, sur l'œil droit, *un violent coup d'une branche d'arbre*. L'œil blessé était privé de toute perception lumineuse ; il était injecté et très douloureux à la moindre pression. On ne put constater aucune déchirure des membranes enveloppantes de l'œil. Le cristallin avait été luxé dans le corps vitré, mais les nombreuses opacités que renfermait ce milieu rendirent impossible la détermination exacte du siège de la lentille. L'iris, de couleur verdâtre et trémulant, se montrait, dans toute l'étendue de son bord pupillaire, renversé et attiré en arrière. Comme, après six semaines de séjour à la Clinique, les phénomènes d'irritation de l'œil blessé avaient presque complètement disparu (sans que l'aspect de l'iris ni celui du corps vitré eussent notablement varié), le malade fut renvoyé avec la recommandation de se présenter de nouveau quelques mois plus tard. Six mois après, on le revit. Toute rougeur de l'œil blessé avait disparu. Son segment antérieur, à partir de l'insertion des muscles droits, paraissait faiblement acuminé. Derrière la cornée, d'une transparence parfaite, se voyaient cinq vésicules grisâtres et transparentes, séparées les unes des autres par des sillons profonds. Trois de ces corps vésiculaires avaient le volume de forts pois, les autres ne dépassaient pas en grosseur un grain de millet. Derrière le centre de la cornée, ces corps sphériques laissaient un espace ombiliqué assez profond, clos en arrière par une masse gris-blanchâtre. Si, au moyen de l'éclairage oblique, on projetait de la lumière dans cette partie la plus déclive de la chambre antérieure, ou pouvait aisément se convaincre de la parfaite transparence du contenu des parois de ces vésicules. En présentant ce malade aux élèves de sa Clinique, M. de Wecker a cru devoir insister sur le rôle que la rétractation du corps vitré, altéré dans sa structure, avait pu jouer dans l'évolution de cette dégénérescence cystoïde de l'iris, en augmentant le renversement de ce diaphragme et en facilitant l'agglutination de ses divers segments. Évidemment, ces derniers présentaient ici, pour ce qui regarde leur conformation, leur coloration et leur transparence, tous les caractères physiques de ce que l'on est convenu d'appeler un « kyste iridien ».

OBSERVATION XXXIX.

M. de Wecker a pu observer un cas tout à fait analogue pendant le siège de Paris. Vers la fin d'octobre, il se présenta à sa Clinique une jeune femme âgée de 20 ans, qui avait reçu la veille, par ricochet, une balle de Chassepot sur la paupière inférieure gauche. La balle n'avait ni lésé le tégument externe ni déchiré les membranes enveloppantes de l'œil. Celui-ci était privé cependant de toute perception lumineuse, fortement injecté et très douloureux. Un hypohéma occupant toute la chambre antérieure rendait impossible l'exploration des parties profondes de l'œil. Lorsque, après trois semaines, le sang fut en grande partie résorbé, on observa, comme dans le cas précédent, que le cristallin avait été luxé dans le corps vitré ; mais aussi, chez cette malade, de nombreuses opacités masquaient son siège. L'iris, tremblotant dans toute son étendue, avait pris une teinte verdâtre, et son bord pupillaire était renversé en arrière. Cet œil resta pendant plusieurs mois très irrité et douloureux, et, comme une diminution sensible de sa tension en faisait présumer l'atrophie ultérieure, on proposa, dans la crainte que cet état d'irritation prolongée ne provoquât une inflammation sympathique, l'énucléation de l'organe blessé. Cette proposition fut énergiquement repoussée par la malade, que les événements de la Commune firent perdre de vue à M. de Wecker pendant quelques mois. C'est vers le commencement de juillet 1871 qu'il revit la blessée. L'œil était faiblement atrophié et toute trace extérieure d'irritation avait disparu. La portion antérieure du bulbe paraissait légèrement acuminée ; la cornée était d'une transparence parfaite, et derrière laissait voir l'iris transformé en quatre vésicules de la grosseur d'un pois, ressemblant exactement, quant à la couleur, à la transparence et à leur disposition réciproque, à celles décrites dans le cas précédent. La chambre antérieure était représentée par un espace en forme d'entonnoir assez profond, situé derrière le centre de la cornée, et fermée par une masse épaisse gris blanchâtre. Le globe oculaire ne montrait alors qu'une diminution peu sensible de sa tension.

OBSERVATION XL[1].

Vers la fin de 1870, M. de Wecker donnait des soins à un cocher qui, cinq jours auparavant, avait reçu d'un de ses camarades un coup de fouet sur l'œil gauche. Aucune déchirure des membranes enveloppantes de l'œil ne pouvait être constatée. La chambre antérieure se trouvait occupée, dans son tiers inférieur, par une mince couche de sang ; le reste était rempli par une masse grisâtre,

---

[1] *Annales d'Oculistique,* 1873, 30ᵉ année, tom. LXX, 10ᵉ série, pag. 37.

lisse, nettement arrondie, que M. de Wecker crut être le cristallin luxé et renfermé dans sa capsule. Un faible liséré de l'iris, décoloré et verdâtre, était seulement visible en haut et en dedans. Cet œil resta plusieurs semaines fortement irrité et douloureux. A mesure que les symptômes inflammatoires se calmèrent, cette masse vésiculeuse lisse se plissa et se ratatina progressivement, de façon qu'il acquit la conviction qu'il s'agissait d'une exsudation particulière du genre de celles qui ont été plus tard si bien décrites par le professeur H. Schmidt. — Lorsque, après deux mois, le champ pupillaire fut devenu libre, on put se convaincre que le cristallin avait été luxé dans le corps vitré, sans pouvoir néanmoins en fixer bien exactement le siège. L'iris, tremblotant dans toute son étendue, était fortement déchiré, et son bord pupillaire, suivant toute sa longueur, était renversé en arrière. Ce malade échappa pendant très longtemps à une observation continue, et ce ne fut que huit mois après l'accident qu'on le revit à la Clinique. L'iris avait subi, dans cet œil faiblement phtisique et acuminé dans sa partie antérieure, la même dégénérescence cystoïde décritedans les deux cas précédents. Cinq vésicules grisâtres et transparentes (dont trois de dimensions assez semblables et du volume d'un pois) remplissaient la chambre antérieure. De profonds sillons séparaient ces vésicules, laissant, en arrière du centre de la cornée, un infundibulum profond, obstrué dans sa partie déclive par une masse grisâtre. En raison de la disparition complète de tout symptôme d'irritation du côté de cet œil entièrement privé de perception lumineuse, on n'entreprit aucun traitement.

OBSERVATION XLI [1].

Un kyste de l'iris se développa chez une petite fille de 9 ans, après une inflammation provoquée par la *percussion d'un épi de blé*. On fit l'extraction du kyste, mais il y eut une iritis qui envahit l'autre œil par sympathie. L'inflammation fut arrêtée, et l'œil secondairement atteint reprit sa fonction ; mais l'œil opéré ne pouvait percevoir que de gros objets.

OBSERVATION XLII.

Une jeune fille qui avait reçu sur l'œil *un coup violent* vit, trois mois après l'accident, une tumeur se développer [2]; la vue était conservée, mais l'œil s'enflammait facilement, et alors il y avait de la photophobie, de la douleur, du larmoiement; la tumeur, transparente, avait le volume d'un gros pois. On essaya

---

[1] Tyrrells ; *Practical work on the Eyes*, vol. I, pag. 268 et seq.
[2] Stœber ; *Gazette hebdomadaire*, 1855.

de broyer le kyste avec des pinces introduites par une ponction faite à la cornée. Le résultat fut incomplet; le kyste diminua des deux tiers.

Au bout de deux mois, la malade ayant du reste fait des imprudences, le kyste reprit l'aspect et le volume qu'il avait avant l'opération.

OBSERVATION XLIII[1].

Le sujet, qui avait 22 ans, *se frappa violemment l'œil sur le coin d'une malle.* En octobre 1850, il s'ensuivit une ecchymose des paupières et une tumeur rougeâtre de la chambre antérieure, qui fut au début prise pour un corps étranger ; mais bientôt on reconnut que c'était là un kyste. En septembre 1851, le kyste remplissait toute la chambre antérieure, empiétant sur la pupille et repoussant l'iris ; il était alors blanchâtre, transparent et à parois délicates : ce kyste avait gagné peu à peu l'attache irienne du ligament ciliaire, et il s'étendait au delà.

Le malade éprouvait un sentiment de plénitude et de tension dans l'œil, qui du reste était péniblement affecté par la lumière.

On pratiqua une première ponction, qui fut suivie d'inflammation ; le kyste redevint volumineux, il fut ponctionné de nouveau, et on eut soin de déchirer la paroi. La guérison suivit cette opération.

OBSERVATION XLIV.

R. Schirmer a observé à la clinique du professeur Bardeleben le fait suivant. Un malade âgé de 44 ans prétendait qu'il avait reçu sur l'œil gauche, cinq ans auparavant, *un coup de baguette.* Sa vision n'avait pas été altérée à cette époque, mais, un an plus tard, elle était graduellement devenue plus faible, et l'œil était devenu rouge de sang. La tumeur a été observée à cette époque, et depuis n'a fait que se développer. Aujourd'hui, l'œil est exempt d'inflammation. A son côté extérieur, on remarque un petit corps demi-transparent, mou, tremblotant et très distinctement vasculaire, de couleur blanc jaunâtre, couvert de taches rouges et de la grosseur d'un pois. Cette tumeur déborde à moitié la pupille et semble adhérer principalement au corps ciliaire et toucher la surface interne de la cornée, qui bombe à cet endroit. La pupille agit bien. La tension du globe est augmentée, les veines rétiniennes sont grosses, tortueuses, et battent spontanément.

La tumeur est enlevée par iridectomie et le malade fut renvoyé quelques jours après, avec une amélioration de la vue. A l'examen microscopique, la tumeur fut reconnue être une tumeur caverneuse.

---

[1] Publiée par M. White Cooper.

Les sept observations qui précèdent ont été résumées dans le tableau suivant.

7 Observations de tumeurs de l'Iris consécutives à des traumatismes de l'œil sans plaies pénétrantes de la cornée, choc plus ou moins violent, contusions, etc.

Nos D'ORDRE.	NOMS DES AUTEURS. INDICATIONS BIBLIOGRAPHIQUES. NOMS DES MALADES.	AGE DES MALADES OBSERVÉS.	CAUSES.	TEMPS ÉCOULÉ entre l'accident et l'apparition DE LA TUMEUR.	ANATOMIE PATHOLOGIQUE.	TRAITEMENT.
38	De Wecker. Ann. Ocul., 1873, tom. LXX, pag. 34. Un homme.	30	Coup d'une branche d'arbre, luxation du cristallin dans l'humeur vitrée ; pas de plaie pénétrante de la cornée.	6 mois.	Trois kystes comme un pois, un peu translucides.	
39	De Wecker. Id. Une femme.	20	Contusion de l'œil par une balle qui avait ricochet ; hypohéma ; luxation du cristallin.	1 an.	Quatre kystes vésiculeux.	
40	De Wecker. Id. Un cocher.		Coup de fouet ; pas de plaie pénétrante de la cornée ; hypohéma.	8 mois.	Cinq vésicules grisâtres.	
41	Tyrrells. Pract. work on the Eyes, vol. I, pag. 365.		Percussion par un épi de blé.		Kyste.	Extraction du kyste par excision.
42	Stœber. Gaz. hebd. de Paris, 1855.		Coup violent sur l'œil.	3 mois après.	Kyste transparent gros comme un pois.	Ponction et broiement ; récidive.
43	White Cooper.	22	Choc de l'œil sur le coin d'une malle ; hypohéma.	1 an.	Kyste transparent.	Ponction ; récidive. Ponction et dilacération. Guérison.
44	Bardeleben, rapportée par Schirmer.	44	Coup de baguette.	1 an.	Tumeur gélatineuse, blanc jaunâtre.	Guérison. Excision et iridectomie.

Quatrième Partie.

Dans les vingt observations qui suivent, et qui forment mon quatrième groupe d'observations, les renseignements étiologiques sont incomplets. Un seul fait, qui appartient à Bostells, est affirmatif sur l'absence de traumatisme dans les antécédents du malade.

OBSERVATION LXV.

Mackensie, dans son *Traité des maladies de l'œil*, après avoir rapporté une observation de kyste de l'iris consécutif à un traumatisme, donne une autre observation où il n'est fait aucune mention des causes qui peuvent avoir amené la formation de cette tumeur.

Une dame, dit-il, éprouvait une douleur vive dans l'un des yeux ; on y voyait une sorte de *petite vésicule* faisant saillie dans la chambre antérieure et qui naissait de dessous le bord ciliaire de l'iris, derrière le bord inférieur de la cornée (Pl. I, fig. 4). Cette vésicule s'accrut graduellement, séparant de plus en plus l'iris d'avec la choroïde et augmentant la souffrance. Je ponctionnai cette vésicule, ou tumeur enkystée, à travers la cornée avec le couteau à iris. Il s'en échappa une petite quantité de liquide et le kyste se contracta au point de ne plus être visible. La douleur disparut. La plaie du kyste se cicatrisa ; celui-ci se remplit de nouveau, et redevint visible et même plus volumineux qu'auparavant. Je le ponctionnai une seconde et une troisième fois, à des intervalles de six à huit semaines. Après la troisième ponction, il ne se remplit plus. L'iris reprit sa position normale et la vision fut conservée.

OBSERVATION XLVI [1].

Une femme âgée de 62 ans avait une tumeur enkystée faisant saillie à travers la pupille et occasionnant une inflammation intense. Elle formait comme *un petit sac membraneux, semi-transparent*, occupait la plus grande partie de la chambre antérieure. Turner la ponctionna à travers la cornée ; le contenu s'échappa dans l'humeur aqueuse et le kyste s'affaissa.

---

[1] Mackensie, tom. II, pag. 262, cite l'observation, d'après Turner, de Keith; *Monthly Journal of medical Science*, vol. I, pag. 270. Edinburgh, 1841.

Ici encore il s'agit d'un kyste séreux de l'iris ; la notion étiologique fait également défaut.

Dans cette observation, l'auteur ne donne aucun détail sur l'origine de la tumeur, ni sur le temps qu'elle avait mis à se former. Turner dit que la tumeur avait la forme d'un sac membraneux semi-transparent, passant à travers la pupille du côté interne. Les deux tiers supérieurs du kyste paraissaient d'un blanc bleuâtre, le tiers inférieur était jaune et semblait plus dense. Le kyste paraissait rempli d'un liquide ténu, légèrement bourbeux, avec un élément jaunâtre.

Turner enfonça au travers du kyste une aiguille courbe de Scarpa et la divisa. Il éprouva plus de résistance qu'il ne l'avait supposé.

Les trois quarts de la pupille reprirent une teinte noire naturelle ; le reste était occupé par une substance d'un blanc pâle, probablement par les débris du kyste. La vision fut améliorée.

OBSERVATION XLVII.

Nous trouvons dans *The Lancet*, 1845, l'observation suivante, qui appartient à Dalrymple.

Hannah P..., âgée de 16 ans, fille d'une très belle apparence, demeurant à Essex, fut admise, en 1844, au Royal ophtalmic Hospital, et confiée aux soins des Drs Faure et Dalrymple.

Dans la chambre antérieure de l'œil gauche on voyait *un corps arrondi* ou plutôt ovale, ayant l'apparence *d'un kyste gélatineux*. Cette tumeur était adhérente au grand cercle de l'iris et à la face postérieure de cette membrane ; son bord supérieur et sa face externe semblent libres ; la tumeur, d'un bleu azuré, légèrement opalin, avait quelque ressemblance avec un cristallin luxé qui commence à devenir opaque. La tumeur envahit une partie du champ de la pupille, et à travers ce kyste on entrevoyait le fond noir de l'œil.

Du reste, l'œil n'était nullement enflammé ; il était cependant irritable et toujours baigné de larmes.

Pendant six semaines, on tint la malade en observation, et la vue diminua seulement pendant cette période.

Puis, ensuite, Hannah fut soumise à un traitement mercuriel, plutôt pour éclairer le diagnostic que dans le but d'obtenir la résolution ; ce traitement resta sans résultat.

4 juillet 1844. Comme cette tumeur prenait la marche d'une tumeur hyda-

tique, on en pratiqua la ponction : il en sortit un liquide séreux, le kyste s'affaissa et la pupille fut à peu près libre ; mais l'œil s'irrita et la tumeur reprit bientôt son volume primitif.

Le 22, le liquide fut de nouveau évacué ; il ne resta plus que les membranes qui l'enveloppaient.

La malade fut de nouveau mise en observation ; au 6 juillet, les parois kystiques étaient rétractées et la pupille était libre.

L'observation de Dalrymple ne mentionne l'existence d'aucun traumatisme.

OBSERVATIONS XLVIII, XLIX et L.

Dans un article sur les kystes séreux de l'iris publié en 1875, Hubert Sattler dit avoir vu opérer avec succès, par l'incision d'une partie de leurs parois, trois kystes séreux de l'iris. Ces trois observations sont fort incomplètes.

Dans les trois cas, la paroi excisée était formée de tissu fibrillaire ; elle était recouverte de plusieurs couches de cellules aplaties.

Dans une observation, on trouvait des capillaires dans la paroi du kyste.

La méthode opératoire de Arlt n'a pas donné lieu, dans ces cas, à du coloboma de l'iris, elle a empêché la récidive et elle a permis à la paroi postérieure du kyste de se mettre, par sa couche cellulaire, au niveau de la couche épithéliale de la face antérieure de l'iris.

OBSERVATION LI [1].

Knapp [2] a cité à la Société ophtalmologique américaine une observation de kyste séreux de l'iris, guéri par la ponction combinée avec l'excision ; l'auteur ne donne aucun renseignement sur l'origine de ce kyste.

OBSERVATIONS LII, LIII, LIV, LV et LVI [2].

Arlt a observé cinq cas de kystes de l'iris ; il ne donne aucun renseignement sur leur étiologie. C'étaient, dit-il, des *kystes de l'iris* situés au-devant de la partie périphérique de l'iris ; ils avaient gagné peu à peu le champ pupillaire.

Leur paroi antérieure, dit-il, était appuyée contre la cornée, et, à ce niveau, ils présentaient une teinte grisâtre ; ailleurs ils étaient plus transparents ; leur paroi postérieure était recouverte d'une épaisse couche de pigment.

---

[1] *Transactions of the American Ophthalmological Society*, 7ᵉ annual Meeting, 1870. *New-York Journ. Med.*, 1870, pag. 64 ; *Ann. d'Oculist.*, pag. 265, tom. LXV, 1871.

[2] *Soc. ophth. de Heidelberg*, 1871 ; *Klinisch. Monatsblätter. Ann. d'Ocul.*, 1872, pag. 281, tom. LXVII.

Il était donc à présumer qu'ils avaient pris naissance sur le bord ciliaire, et de là s'étaient développés dans le tissu même de l'iris.

Arlt pratiquait au moyen d'un couteau lancéolaire une incision à travers la cornée, non pas à côté, mais en regard des kystes ; en retirant le couteau, il écartait légèrement les bords de l'incision. De cette manière, le kyste, pendant l'écoulement de l'humeur aqueuse, était entraîné dans la plaie, et il devenait facile de le saisir et de l'inciser. On obtenait ainsi un coloboma moins étendu. Arlt assure n'avoir jamais eu de récidive.

OBSERVATION LVII [1].

Becker a fait l'examen anatomique d'un kyste extrait par Arlt ; il était constitué par une paroi compacte formée de fibres élastiques, et il était tapissé à l'intérieur par un épithélium à larges cellules aplaties. Le contenu ne renfermait aucun élément morphologique. Becker ne donne aucun renseignement sur l'origine de cette tumeur.

OBSERVATIONS LVIII, LIX, LX, LXI [2].

Critchett, en trente années de pratique, a vu quatre cas de kystes de l'iris, qui tous quatre se sont terminés, dit-il, par la perte de l'œil. Il s'est borné à signaler ces faits sans entrer à ce sujet dans aucun détail.

OBSERVATION LXII.

De Græfe a vu à sa Clinique un kyste séreux qui paraît s'être formé *sans cause appréciable* [3] ; le malade ne peut donner aucun renseignement sur l'époque de son apparition. Le kyste paraît séreux, son diamètre est d'environ 2 millim., il est développé dans le tissu de l'iris et la partie inférieure de cette membrane. Il ne s'était porté que modérément vers la chambre antérieure, mais il avait refoulé en arrière le cristallin, qui était revêtu des débris du pigment de l'uvée. On apercevait aussi au-devant du kyste des vestiges du tissu de l'iris.

On ne tenta aucune opération.

OBSERVATION LXIII.

De Græfe a eu l'occasion d'observer un kyste de l'iris dont l'origine remontait à six mois ; *il ne signale point l'existence d'une blessure* [4].

---

[1] *Soc. ophth. de Heidelberg*, 1874. *Ann. d'Ocul.*, 1872, tom. LXVII. pag. 282.

[2] *Soc. ophth. de Heidelberg*, 1871. *Ann. d'Ocul.*, 1872; tom. LXVII, pag. 67.

[3] De Græfe, Bd. XII, Abth. 2, pag. 228 u. f.

[4] De Græfe, Bd XII, Abth. 2, pag. 228 u. f.

Le *kyste* avait la forme *d'une vésicule jaunâtre*, assez régulièrement arrondie, occupant la partie inférieure de l'iris ; elle était assez transparente pour qu'on pût éclairer nettement son contenu clair ; sa convexité touchait la face postérieure de la cornée ; son hémisphère postérieur était plus plat. Le diamètre de la tumeur était de 3 millim., l'épaisseur de 1 1/2 à 2 millim. La face antérieure du kyste paraissait recouverte par le tissu de l'iris.

De Græfe fit l'opération suivante. Il pratiqua une incision linéaire du côté de la concavité du kyste ; puis il saisit avec une pince la paroi antérieure avec les vestiges de l'iris qui la recouvraient, et il attira au dehors la membrane du kyste. Il s'échappa un liquide clair, ténu et jaunâtre. Lorsque le dernier lambeau apparut dans la plaie, il y eut une légère résistance due aux connexions intimes du kyste avec l'iris. Il termina l'opération d'un coup de ciseaux, comme dans l'iridectomie. Le cinquième jour, il y eut une iritis violente. Il ne resta que peu de vision.

Le microscope démontra que c'était un kyste séreux avec une paroi de tissu conjonctif fin et une couche épithéliale la tapissant ; à l'intérieur, au-devant du kyste, on trouvait quelques débris raréfiés de l'iris, y compris son épithélium postérieur dépourvu de pigment. Le professeur de Græfe crut qu'il était probable que le kyste provenait des procès ciliaires.

OBSERVATION LXIV.

Observation d'un kyste de l'iris. par Bostells (*Ann. de la Soc. de Méd. d'Anvers*, sept. 1864, pag. 425). — *Ann. d'Oculist.* 27ᵉ année, tom. LII, 9ᵉ série, tom. II, pag. 175.

Bostells a publié en 1864, dans les *Annales de la Société de Médecine d'Anvers*, une observation fort intéressante que j'ai cru devoir citer en entier.

Le nommé D..., âgé de 45 ans, bien portant, quoique pâle et maigre, s'est aperçu d'un trouble dans l'œil droit, il y a environ un an et demi ; cet état s'est progressivement aggravé jusqu'au 14 juillet 1863, époque à laquelle il vint me consulter. J'aperçus *une tumeur arrondie* siégeant sur la partie de l'iris qui correspond au côté interne de la pupille. La coloration de l'iris est normale. L'ouverture pupillaire représente un ovale à grand diamètre vertical. Après avoir dilaté la pupille par l'atropine, je reconnus distinctement *une tumeur d'un volume de 4 à 5 millim.*, envahissant en partie le champ pupillaire et en partie cachée derrière la partie interne de l'iris. La partie qui s'avance dans la pupille est nettement circonscrite et nullement entourée d'une atmosphère nuageuse, comme le serait un cristallin luxé et occupant la place de la tumeur. Elle présente une forme arrondie, légèrement échancrée vers son milieu transversal. *Elle est opaque et brunâtre*, ce qui contraste avec la coloration bleue de l'iris. La tumeur est adhérente à la partie postérieure de cette membrane, ou plutôt semble faire corps avec elle. On dirait que l'iris s'est dédoublé et que ses fibres rayonnées, en se contractant, ont mis à nu la tumeur, qui se serait développée entre la couche musculeuse et la membrane de l'uvée. L'œil présente d'ailleurs son aspect naturel. Il est seulement un peu larmoyant, et deux veines tortueuses sillonnent le segment interne du globe, se dirigeant de la membrane semi-lunaire vers le bord interne de la cornée. Le *malade n'a souvenir d'aucune cause extérieure qui pourrait avoir occasionné le mal*. Il n'existe d'ailleurs *aucune trace de cicatrice qui puisse faire soupçonner l'existence d'une lésion traumatique antérieure*.

J'ai diagnostiqué un kyste de l'iris. Depuis cette époque, la maladie a fait des progrès assez rapides. Je présentai le malade à la Société de Médecine d'Anvers, à la séance du 25 septembre 1863. Il fut visité par les membres présents à la séance.

Il fut convenu entre nous de surveiller le malade, nous réservant d'intervenir par une opération dans le cas où la marche envahissante de la maladie nous ferait préjuger un danger pour la conservation de l'organe. Nous l'avons revu ensemble le 13 novembre 1863 et le 5 février 1864. Chaque fois nous avons pu constater que la tumeur avait augmenté de volume.

Voici l'état du malade à l'examen fait dans la séance du 5 février 1864 : L'iris paraît être en contact avec la cornée transparente dans la partie qui correspond à la tumeur. Ses fibres rayonnées sont refoulées en partie en haut et en bas. Au niveau du kyste et vers le grand cercle iridien, on aperçoit des taches brunâtres qui sont vues par transparence à travers les éraillures que les fibres musculaires de l'iris laissent entre elles. Le champ pupillaire, dilaté par une solution mydriatique, est entièrement obstrué par le kyste. Une ligne noire, en forme de croissant, limitée en dehors par le bord pupillaire et en dedans par la surface convexe de la tumeur, est la seule ouverture qui puisse encore livrer passage à quelques rayons lumineux ; aussi la vue est-elle presque entièrement abolie dans cet œil. Un léger trouble de la cornée se distingue au niveau de la tumeur. Vu les progrès rapides de la maladie, nous avons jugé qu'il était plus avantageux pour le malade d'intervenir par une opération à ce moment, que d'attendre qu'une désorganisation plus avancée de l'organe nous fît une nécessité d'agir dans des conditions moins favorables.

L'opération fut exécutée le 22 février avec l'assistance de MM. Kums et Giebens. Les paupières étant écartées au moyen d'élévateurs et le globe de l'œil fixé par une pince à dents de souris, je fis pénétrer dans la chambre antérieure un couteau lancéolaire par le bord interne de la cornée. La pointe du couteau pénétra nécessairement dans la tumeur, qui était en contact avec la face postérieure de la cornée. Aussitôt que le couteau fut retiré, la tumeur s'affaissa sur elle-même et son contenu s'échappa avec l'humeur aqueuse. Il nous fut impossible d'en recueillir une quantité suffisante pour la faire soumettre à l'analyse. Le second temps de l'opération avait pour but d'extraire les parois du kyste et la partie correspondante de l'iris. Une pince à pupille artificielle ayant été introduite dans la chambre antérieure, je saisis la partie qui se présenta entre les mors de l'instrument. Cette partie de l'iris était tellement désorganisée et friable, que ce n'est que par parcelles que la plus grande partie de la tumeur put être entraînée au-dehors. Une partie même du détritus dut être abandonnée à la résorption. Le pansement fut fait avec des bandelettes de taffetas et des compresses d'eau fraîche furent appliquées sur l'œil pendant deux fois vingt-quatre heures.

Le lendemain 23, la réaction était peu intense.

Le 24, l'œil est douloureux et la conjonctive soulevée autour de la cornée. Nous appliquons douze sangsues à la tempe et des fomentations narcotiques sur l'œil. Les douleurs reviennent pendant trois ou quatre jours, mais de moins en moins intenses. Cependant la cornée se ramollit autour des lèvres de la plaie, et les parties ramollies sont éliminées par la suppuration.

Ce travail d'élimination s'est prolongé pendant trois à quatre semaines. Puis la réunion s'est faite par seconde intention, de manière à laisser un œil atrophié en partie, mais suffisant encore à offrir aux paupières un appui qui leur permet de s'ouvrir et de se fermer. M. le professeur Van Kempen a bien voulu se charger de l'analyse microscopique des débris de la tumeur. Il n'y a trouvé aucune trace de tissu hétérogène, mais seulement des éléments appartenant en propre à l'iris. Il suppose que l'enveloppe du kyste, mince et élastique, se sera enroulée sur elle-même au moment de la ponction.

Le tableau ci-après résume les dix-neuf observations qui précèdent.

**19 Observations de Kystes séreux avec des renseignements étiologiques incomplets. — Un seu[l]
cas affirmatif sur l'absence de traumatisme (Bostells).**

Nos D'ORDRE.	NOMS DES AUTEURS. INDICATIONS BIBLIOGRAPHIQUES. NOMS DES MALADES.	AGE DES MALADES OBSERVÉS.	CAUSES.	TEMPS ÉCOULÉ entre l'accident et l'apparition DE LA TUMEUR.	ANATOMIE PATHOLOGIQUE.	TRAITEMENT.
45	Mackensie. Traité des malad. de l'œil.		Rien sur la cause.		Kyste séreux.	Deux ponctions suivie[s de] récidive. Guérison a[près] la troisième.
46	Turner de Keith, cité par Mackensie. Monthly Journal, 1841.	62	Id.		Kyste séreux à parois un peu épaisses, blanc bleuâtre.	Ponction avec l'aigu[ille] de Scarpa. Guérison.
47	Dalrymple. The Lancet. Hannah P..., 1844.	16	Id.		Kyste séreux blanchâtre en apparence gélatineux.	Une ponction ; récidi[ve]. Deux ponctions. Guérison.
48 49 50	Hubert Sattler.		Id.		Kyste séreux.	Traités par la métho[de] de Arlt. Excision.
51	Knapp. S. Opht. Americ.		Id.		Kyste séreux.	Ponction et excisio[n].
52 53 54 55 56	Arlt. Soc. Opht. de Heidelberg, 1831. Ann. Ocul., 1872, tom. LXVII, pag. 281.		Id.		5 Observations de kystes séreux.	Incision avec un cou[teau] lancéolaire. Kyste a[ttiré] au dehors et excisé
57	Becker.		Id.		Kyste séreux à parois épaisses, formé de fibres élastiques, tapissé d'épithélium.	
58 59 60 61	Critchett. Soc. Opht. de Heidelberg, 1871. Ann. Ocul., 1872, tom. LXVII, pag. 281.		Id.		4 Observations de kystes de l'iris.	Tous suivis de la pe[rte] de l'œil.
62	De Græfe. A. f. o., Bd. XII.		Paraît s'être formé sans cause appréciable.		Kyste séreux.	
63	De Græfe. A. f. o., Bd. XII.		Aucun traumatisme n'est signalé.		Kyste séreux jaunâtre.	Incision et excision parois du kyste.
64	Bostells. Soc. de Méd. d'Anvers, septembre 1864. Ann. Ocul., tom. LII, pag. 175. D. ., 1883.	45	Aucun traumatisme n'est signalé.		Kyste opaque et brunâtre.	Incision avec un cou[teau] lancéolaire. Excision des paro[is] du kyste. Atrophie légère de l[...] après l'opération.

Cinquième Partie.

Mon cinquième groupe d'observations est relatif à des cas de plaies pénétrantes de la cornée où des cils ont pénétré dans la chambre antérieure de l'œil. Les observations de ce genre sont nombreuses ; je ne les ai point toutes mentionnées. On trouvera tous les renseignements relatifs à ces faits dans un travail des plus importants de Vilhelm Wieweger (Thèse de Bonn, 1883); ce travail renferme 29 observations.

OBSERVATION LXV.

Warton Jones, en s'occupant de la pénétration des corps étrangers dans la chambre antérieure de l'œil, cite une observation pour prouver que des cils peuvent être engagés à travers une blessure de la cornée ; il pense que des cas analogues ont été décrits comme des exemples du développement de poils dans l'œil.

Un garçon de 14 ans s'était, sept ou huit ans auparavant, blessé par accident l'œil droit au bord supérieur et externe *avec une alène de cordonnier*. La blessure avait atteint la sclérotique et s'étendait à la moitié de la cornée. La lentille avait été lésée et il y avait eu hernie de l'iris. A l'examen, on trouva que l'iris était tiré vers la cicatrice, derrière laquelle la pupille, contractée, était en partie cachée. En regardant par dessous, on voyait parfaitement un morceau de capsule opaque dans la pupille. L'iris était tremblant, et sur la surface antérieure de sa partie inférieure *il y avait un cil* se dirigeant en bas et en dehors. L'extrémité antérieure libre de ce cil semblait être comprise dans la cicatrice, et la racine était tournée en bas et en dedans à environ un vingtième de pouce du bord ciliaire de l'iris. Le petit point noir du bulbe et la partie blanche au-dessus étaient parfaitement visibles. *Ce poil était de la même couleur que les cils*, excepté qu'il était un peu plus roux. *Il remuait à chaque mouvement de l'iris* ; le globe, dans son ensemble, était accru de volume et la vision avait totalement disparu.

OBSERVATION LXVI.

Les cils mobiles dans la chambre antérieure y ont toujours été introduits, d'après M. de Græfe, par des violences extérieures ou même des opérations faites avec des instruments très grossiers qui ont entraîné les cils à leur suite[1].

M. de Græfe a vu un cil dans la chambre antérieure *à la suite d'une plaie pé-*

---

[1] De Græfe; *Arch. f. Ophthalmol.*, Bd. X, pag. 218. *Klinische Monatsblatter für Augenheilkunde*, 1872, pag. 182 à 223. *Ann. d'Oculist.*, tom. L, pag. 322.

nétra ite de la cornée produite par une lime qui s'était échappée de son manche; on reconnut, le second jour, que deux cils avaient été entraînés dans la chambre antérieure.

Le malade guérit très bien, en conservant ces petits corps étrangers qui ne le gênèrent nullement.

OBSERVATION LXVII.

Ruete a rapporté l'observation d'un homme de 30 ans qui avait sur un de ses yeux les lésions suivantes. Il existait une légère cicatrice sur la cornéé; l'iris était normal, mais son bord pupillaire était adhérent à la capsule, qui portait quatre taches pigmentaires. Le cristallin était opaque et fendillé, la pupille semblait immobile.

On voyait derrière la pupille quatre poils, deux longs et deux courts, implantés au fond de la chambre postérieure sur la surface antérieure du cristallin. Un poil encore plus long que les autres s'étendait sur l'iris à gauche de la pupille, dans la chambre antérieure.

La vue était perdue du côté où les poils se voyaient ; l'autre œil était resté sain.

Les yeux de ce malade avaient toujours été sains jusqu'en 1834, mais à cette époque une parcelle de fer-blanc rougie au feu avait été projetée dans l'œil, qui devint dès lors le siège de très vives douleurs, lesquelles ne cessèrent qu'avec la perte totale de la vue de ce côté.

Ruete a revu le malade une année après le premier examen auquel il s'était livré ; ce malade était à peu près dans le même état, mais les poils n'avaient que très peu grandi[1].

OBSERVATION LXVIII.

Le Dr Pagenstecher a vu dans la chambre antérieure de l'œil d'un de ses malades un cil mobile, à la suite d'une perforation de la cornée[2]; ce cil a été supporté pendant plus de dix ans sans inconvénient.

OBSERVATION LXIX.

Langenbeck a montré à de Græfe une pièce où l'on voyait un poil probablement implanté dans un exsudat faisant saillie dans la chambre antérieure. Ce poil n'était pas contenu dans une tumeur. Malheureusement les détails manquent sur ce fait intéressant.

---

[1] *Monatschrift für Med. chir. und Augenheilkunde*, vol. II, pag. 81, janvier et février 1839.

[2] *Ann. d'Ocul.*, 1873, tom. LXX, pag. 242. *Arch. f. Ophth.*, tom. VII, 2e partie, pag. 139-161. *Pénétration des cils dans la chambre antérieure.*

Toutes les observations qui précèdent montrent qu'il peut y avoir plaie pénétrante de la cornée, pénétration même de cils dans l'œil, sans qu'il se forme nécessairement un kyste ou une tumeur. Le cil peut être fort long-temps toléré dans la chambre antérieure de l'œil sans qu'il provoque de réaction et sans qu'il y ait inflammation.

Plaie pénétrante de la cornée; introduction de cils dans les yeux ; cinq Observations.

Nos D'ORDRE.	NOMS DES AUTEURS. INDICATIONS BIBLIOGRAPHIQUES. NOMS DES MALADES.	AGE DES MALADES OBSERVÉS.	CAUSES.	TEMPS ÉCOULÉ entre l'accident et l'apparition DE LA TUMEUR.	ANATOMIE PATHOLOGIQUE.	TRAITEMENT.
65	Wharton Jones.	14	Blessure à l'œil avec une alène de cordonnier. Hernie de l'iris. Blessure du cristallin à l'âge de 6 ans.	8 ans.	Cil dans l'œil. Pas de tumeur.	
66	De Græfe. Klinisch. Monatsblatter für Augenheilkunde, 1872 pag. 182.		Plaie pénétrante de la cornée produite par un coup de lime échappée de son manche.		Deux cils dans l'œil. Pas de tumeur.	
67	Ruete.	30	Plaie pénétrante de la cornée; parcelle de fer rouge dans l'œil.		Quatre cils dans l'œil. Cristallin opaque.	
68	Pagenstecher.		Plaie pénétrante de la cornée.		Cil supporté pendant plus de dix ans sans accidents.	
69	Langenbeck.		Pas de renseignements.		Cil implanté dans un exsudat.	

Sixième partie.

Le sixième groupe d'observations renferme les tumeurs dermoïdes de l'iris.

Je rattacherai d'abord à ce genre de tumeurs une observation de Cunier. Cette tumeur dermoïde s'était développée après une violente contusion de l'œil.

Le fait observé par de Græfe doit être considéré comme une véritable tumeur dermoïde de l'iris. Cette tumeur était probablement congénitale, elle ne s'était développée qu'après une plaie pénétrante de la cornée.

L'observation de Follin, quoique se rapportant à une tumeur dermoïde intra-oculaire, n'a que peu de rapport avec mon sujet; je l'ai relatée pour montrer qu'on peut, même en dehors de l'iris, trouver des tumeurs dermoïdes dans l'intérieur de l'œil.

Les tumeurs dermoïdes de la cornée et de la sclérotique ne sont pas très rares, les tumeurs dermoïdes iriennes sont bien moins fréquentes.

OBSERVATION LXX[1].

M. Florent Cunier a rapporté l'observation d'une fille qui avait perdu la vue à la suite d'un coup reçu sur la région frontale. A gauche, le globe était déformé, la cornée avait disparu ; à droite, la cornée était restée saine, le globe avait conservé sa forme et son volume naturel ; la chambre antérieure était plus grande ; l'iris était flottant. Derrière la pupille, qui était tirée de haut en bas et de dedans en dehors, apparaissait un corps tout semblable à la capsule ouverte en son milieu et vide de son cristallin. De l'ouverture de ce corps partaient six poils, s'éloignant à leur sortie et se contournant sur eux-mêmes pour se réunir en cercle dans le centre pupillaire.

Cette fille avait commencé à souffrir de l'œil droit, où la violence exercée avait occasionné la chute du cristallin et sans doute une déchirure de la rétine. Sa vue avait été instantanément perdue de ce côté.

Ce n'est que six mois plus tard que l'autre œil était devenu malade d'une ophtalmie que l'auteur qualifie d'arthritique, mais qui était sans doute une de ces ophtalmies sympathiques qui se terminent par la perte de la vue.

Il n'est fait mention ici de l'existence d'aucune plaie pénétrante de la cornée. La tumeur était sans doute une tumeur dermoïde primitivement cachée

---

[1] *Annales d'Oculistique*, 1841, 4ᵉ année, tom. V, pag. 164.

dans l'iris; elle n'avait dû son développement qu'aux troubles de nutrition qui avaient suivi le traumatisme subi par la malade sur la région frontale et sur le globe oculaire lui-même.

OBSERVATION LXXI [1].

De Græfe a observé une tumeur irienne qui me paraît être une véritable tumeur dermoïde. C'est l'observation la plus complète que nous ayons de ce genre de tumeur.

Le malade observé par M. de Græfe, Ch. B..., était âgé de 28 ans lorsqu'il fut blessé à l'œil droit par la pointe d'un instrument piquant. Une ophtalmie assez intense succéda à cette lésion et dura quatre semaines. Peu de temps après, on s'aperçut qu'il y avait dans l'iris une petite tumeur d'un blanc nacré. Cette grosseur, qui semblait située dans l'épaisseur de l'iris, faisait une légère saillie en avant dans la chambre antérieure, et une autre en arrière dans la capsule antérieure du cristallin.

Il existait un coloboma inférieur de l'iris vers une petite tache blanche cicatricielle de la cornée. La tumeur de l'iris, augmentant peu à peu de volume, finit par gêner la vision, d'abord en rétrécissant la pupille, puis en provoquant un certain degré de phlegmasie lorsqu'elle arriva à toucher la face postérieure de la cornée.

De Græfe crut devoir extraire cette tumeur à l'aide d'une ponction faite à la cornée; mais cette masse, dont la partie superficielle était seule assez résistante, ne put être extraite en totalité et l'on ne put en enlever que des lambeaux à l'aide des pinces et d'une curette.

Le contenu granuleux de cette tumeur était formé en partie de poils très fins qui naissaient évidemment de la tumeur même. On termina l'opération en incisant les brides qui séparaient la pupille de l'ouverture que la tumeur enlevée avait laissée à l'iris.

A l'examen microscopique, on ne trouva dans la tumeur que des lamelles épidermiques, des poils, un peu de graisse et de cholestérine.

Il n'y eut point d'accident; mais, la paroi du fond de la tumeur n'ayant pu être extraite, il fallait craindre une récidive; c'est ce qui du reste ne tarda pas à arriver. Au moment où de Græfe publiait son observation, la tumeur était tout à fait en voie de récidive.

---

[1] *Arch. für Ophthalm.*, tom. III, 2e partie, pag. 412, 1877.—*Annales d'Ocul.*, tom. LXIV, pag. 140, 1860.

Follin a observé une tumeur dermoïde qui était située entre la choroïde et la rétine. La tumeur ne fut examinée qu'après la mort ; on la trouva sur un cadavre dont on examinait les yeux par hasard.

OBSERVATION LXXII[1].

L'œil qui contenait cette production dermoïde et pilifère avait été enlevé sur le cadavre d'une femme de 70 ans. Il était cataracté ; mais c'était là la seule lésion de cet œil apparente à l'extérieur. La cornée, la sclérotique, l'iris, les chambres antérieure et postérieure, le corps vitré, étaient à l'état sain. Mais en ouvrant cet œil et en séparant les membranes l'une de l'autre, je constatai entre la rétine et la choroïde, à la partie supérieure du globe, une production jaunâtre de 1 centim. 1/2 de long sur 1 de large, que je pris d'abord pour un de ces amas de cholestérine qu'on trouve assez souvent au-dessous de la choroïde. Cependant, à son examen un peu plus attentif, je vis qu'il s'agissait de quelque chose de tout à fait différent de la cholestérine, d'une sorte de plaque résistante dont une face, bombée, répondait à la choroïde, et l'autre, plane, à la rétine. La face choroïdienne était chagrinée, grenue, traversée par des sillons comme la peau, et couverte de poils, les uns assez gros, les autres assez petits.

Quelques-uns de ces poils étaient visibles à l'œil nu et avaient 2 millim., d'autres ne pouvaient être distingués qu'à la loupe ; leur nombre s'élevait environ à 25. Ils prenaient naissance dans la profondeur des sillons cutanés. Sur un point de cette face choroïdienne il existait une tache noirâtre, de 4 millim. de largeur, et qui répondait profondément à un amas d'une matière noire.

Par sa face plane, cette plaque tenait à la rétine par quelques adhérences celluleuses faciles à rompre ; on n'y découvrait pas de poils. La rétine conservait l'impression de cette tumeur, d'une façon très distincte, par des brides celluleuses légères et par quelques taches pigmentaires. La choroïde, dans le point où la plaque pilifère lui correspondait, était dépourvue de pigment, mais partout ailleurs elle était saine.

J'ai procédé à un examen micrographique de la structure de la tumeur, à l'aide de coupes minces faites dans toute son épaisseur et sur divers points de la face choroïdienne à la face rétinienne. De cet examen, il résulte que la tumeur est composée de plusieurs couches analogues à celles que représentent la peau et le tissu cellulaire sous-cutané.

1° C'est d'abord une couche épidermique analogue à l'épiderme cutané ; cet épiderme est formé de petites cellules arrondies, pourvues d'un noyau et d'un nucléole, très rapprochées les unes des autres.

2° Au-dessous de cette couche épidermique, on constate plusieurs couches

---

[1] Follin ; *Mémoires de la Soc. de Chir.*, 2ᵉ série, tom. II, 1861.

bro-celluleuses d'aspect et de résistance différents. Une première couche, qu'on pourrait très bien comparer au derme, est formée de fibres serrées les unes contre les autres, et disposées en faisceaux assez réguliers. Au-dessous de cette couche, qui a 2 millim. d'épaisseur, on en trouve une autre, formée de fibres irrégulièrement entre-croisées, un peu écartées les unes des autres ; c'est dans cette couche que viennent aboutir les bulbes pileux. Enfin, au-dessous de cette couche aréolaire on en découvre une autre, plus dense, et renfermant en assez grand nombre des vésicules adipeuses.

Une coupe mince fait voir un assez grand nombre de poils contenus dans une gaîne épithéliale et munis d'un bulbe. Ces poils, brunâtres, de différentes longueurs, perforent la face choroïdienne de la plaque dermoïde par un orifice un peu déprimé ; leur gaîne épidermique se continue avec la couche épidermique superficielle ; leur extrémité bulbaire est dans la couche fibro-aréolaire à faisceaux écartés les uns des autres. Sur le point de la plaque dermoïde qui était d'une couleur foncée, ou trouve des agrégats d'une matière brunâtre disposés sous formes de tubes arrondis, entrelacés, mais assez irrégulièrement pour qu'on ne puisse pas dire si ces masses sont de simples dépôts pigmentaires ou des canalicules de glandes sudoripares remplis d'une matière noire. La structure des poils est identique à celle des poils normaux.

Tumeurs dermoïdes ; trois Observations.

Nos D'ORDRE.	NOMS DES AUTEURS. INDICATIONS BIBLIOGRAPHIQUES. NOMS DES MALADES.	AGE DES MALADES OBSERVÉS.	CAUSES.	TEMPS ÉCOULÉ entre l'accident et l'apparition DE LA TUMEUR.	ANATOMIE PATHOLOGIQUE.	TRAITEMENT.
70	Florent Cunier. Ann. Ocul., 1841, tom. V.		Coup violent sur la région frontale ; lésions multiples de l'œil.		Poils implantés dans une tumeur.	
71	De Græfe. Ann. d'Oculistique, tom. XLIV, pag. 140, 1861		Blessure avec un instrument piquant.		Tumeur perlée contenant un grand nombre de petits poils très fins, de la graisse et de la cholestérine.	Extraction par arrachement.
72	Follin. Société de Chirurgie, 1861.				Tumeur à plaque dermoïde, intra-oculaire, sur laquelle s'implantaient environ 25 poils. Cette tumeur siégeait entre la choroïde et la rétine.	

CONCLUSIONS.

Les observations que je viens de résumer sont, à fort peu de chose près, tout ce que l'on sait sur les kystes, sur les tumeurs perlées et sur les tumeurs dermoïdes de l'iris. C'est à l'aide de ces faits cliniques que je viens d'essayer de tracer l'histoire de ces tumeurs et que je vais successivement étudier leur anatomie pathologique, leur étiologie, leur symptomatologie, leur diagnostic, leur pronostic et leur traitement.

Il suffira de jeter un coup d'œil sur mes Tableaux pour voir que le traumatisme est trop souvent noté dans les antécédents des malades pour qu'il ne joue pas un rôle important dans leur étiologie.

L'existence de plaies pénétrantes de la cornée, la fréquence de la pénétration des cils dans la chambre antérieure, sont des circonstances que j'aurai l'occasion de rappeler quand il s'agira d'examiner le rôle de la greffe dans la formation des kystes et des tumeurs perlées de l'iris.

J'ai groupé ensemble toutes les observations incomplètes, et c'est seulement au nombre de celles-là que se trouvent les faits dans lesquels on n'a noté ni traumatisme ni plaie pénétrante de la cornée avant le développement de ces tumeurs.

Il est très probable que dans ces observations les renseignements, mieux pris, eussent permis de retrouver dans les antécédents des malades l'existence d'un traumatisme quelconque.

Certains malades oublieux, insouciants, ou peu intelligents, ne mentionnent pas les accidents qui leur sont arrivés. Certains traumatismes, même avec plaies pénétrantes, peuvent intéresser le limbe de la cornée seulement et ne pas laisser de traces.

Les résultats de l'expérimentation, venant s'ajouter aux faits cliniques, me serviront à contrôler et à corroborer mes conclusions.

Je pense pouvoir établir au chapitre de l'Étiologie, d'une manière à peu près certaine, le rôle important du traumatisme et de la greffe dans la formation de certaines tumeurs de l'iris, en m'appuyant à la fois sur les faits cliniques et sur les données de l'expérimentation.

CHAPITRE III.

ANATOMIE PATHOLOGIQUE.

Avant d'aborder l'anatomie pathologique des kystes, des tumeurs perlées et des tumeurs dermoïdes de l'iris, il m'a paru utile d'étudier un peu la structure de cet organe.

Les tumeurs de l'iris se développant dans la chambre antérieure de l'œil, je dirai aussi quelques mots de la structure de la cornée.

Le diaphragme irien est maintenu à sa périphérie par le ligament pectiné; il est percé d'une ouverture pupillaire et présente à considérer une face antérieure qui baigne dans l'humeur aqueuse et qui constitue une des parois de la chambre antérieure de l'œil, et une face postérieure qui est en rapport avec la face antérieure du cristallin.

Dans l'intérieur de l'iris, on trouve un sphincter à fibres circulaires autour de l'orifice pupillaire ; il existe en outre des fibres obliques et radiées qui se dirigent de l'orifice pupillaire vers la périphérie ; ces fibres sont niées par quelques auteurs, mais elles existent bien certainement dans l'iris d'un grand nombre d'animaux, chez le lapin par exemple, et on peut arriver à démontrer leur présence chez l'homme. Les fibres musculaires que l'on trouve dans l'iris sont des fibres lisses; les oiseaux et les reptiles ont seuls des fibres striées dans cet organe. L'iris est riche en vaisseaux artériels et veineux, ils y forment des réseaux bien connus des anatomistes. Je n'ai point à décrire ici le grand et le petit cercle artériel de l'iris, la disposition des veines en vasa vasticosa, les connexions du réseau capillaire de l'iris avec la membrane ruyschienne, avec le système vasculaire de la choroïde et avec les procès ciliaires.

L'iris est amplement pourvu de nerfs qui s'anastomosent sous forme de plexus et qui sont quelques-uns en rapport avec des cellules ganglionnaires.

La face postérieure de l'iris est recouverte par une membrane pigmentaire, la membrane uvée. D'après Kölliker, la membrane uvée serait formée par plusieurs couches de petites cellules de 18 à 32 μ d'épaisseur ; ces cellules sont complètement remplies de pigment. Sur la face antérieure de l'iris existerait une couche d'épithélium simple, formé de cellules arrondies et notablement aplaties.

M. Sappey ne croit pas qu'il existe d'épithélium sur la face antérieure de l'iris ; les cellules épithéliales de la membrane de Descemet s'arrêteraient, d'après lui, vers la périphérie de l'iris.

Pour Kölliker, la couche de cellules de la face antérieure de l'iris est un épithélium simple, formé de cellules arrondies et notablement aplaties, qui sur l'iris plissé ne se montrent point comme une couche continue d'égale largeur partout ; elles forment une série d'éminences séparées les unes des autres. On voit encore mieux cette couche en regardant l'iris de face, après avoir enlevé le pigment postérieur ou en raclant la face antérieure de l'iris. On peut aussi, d'après Arnoldt, rendre l'épithélium très apparent au moyen du nitrate d'argent.

D'après Ivanoff, la surface antérieure de l'iris serait recouverte d'un épithélium qui serait en quelque sorte la continuation de celui de la membrane de Descemet, mais qui s'en différencierait un peu, car il se compose de cellules plus petites qui sont grumeuses et moins précises comme forme hexagonale ; aussi les cellules ne se différencient pas autant les unes des autres que celles de l'épithélium de la membrane de Descemet.

Pour Alexandre Rollett, dans le tome II de Stricker, l'endothélium de la membrane de Descemet se continue sans nulle interruption, de la face interne de la cornée, sur le ligament pectiné de l'iris et sur la face antérieure de l'iris.

En traitant la face antérieure de l'iris par le nitrate d'argent, on rend cette couche épithéliale très apparente.

Quelques cellules du revêtement épithélial antérieur de l'iris sont infiltrées de pigment.

Dans les yeux bleus, l'épithélium antérieur et les cellules du tissu conjonctif du stroma de l'iris sont dépourvus de pigment. Dans ces yeux, ce qui donne la couleur spéciale à l'iris, c'est l'épithélium pigmentaire postérieur vu par transparence à travers le stroma irien.

Le pigment qui donne à l'iris sa coloration spéciale est surtout celui qui est disséminé plus profondément dans le stroma de l'iris et dans les cellules plasmatiques. Kölliker croit qu'il infiltre aussi les fibres-cellules du sphinc-ter de la pupille.

Le stroma de l'iris est formé de tissu conjonctif ; les faisceaux de ce tissu sont, les uns circulaires et les autres radiés ; ils sont anastomosés entre eux et présentent de nombreuses cellules, les unes fusiformes et les autres étoi-lées ; ces cellules s'anastomosent souvent entre elles sous forme de réseaux.

On trouve en outre dans l'iris des fibres pâles, rigides, analogues aux fibres élastiques qui se continuent dans le ligament pectiné et dans la mem-brane de Descemet.

La cornée limite en avant la chambre antérieure de l'œil, dans laquelle baignent les kystes, les tumeurs perlées et les tumeurs dermoïdes de l'iris. Elle est recouverte en avant par un épithélium pavimenteux qui repose sur une lame élastique amorphe très mince, et en arrière elle est également munie d'un revêtement épithélial qui se prolonge sur le ligament pectiné et qui se confond avec le revêtement épithélial de la face antérieure de l'iris. L'épithélium de la face postérieure de la cornée repose sur une membrane de tissu élastique qui forme ce que l'on appelle la membrane de Descemet pro-prement dite.

Cette lame élastique est transparente comme du verre et complètement amorphe; cette membrane se transforme vers la périphérie de la cornée en un réseau d'où émanent des fibres qui forment le ligament pectiné ; d'autres vont au muscle ciliaire. D'après Kölliker, cette membrane serait formée par un tissu intermédiaire entre le tissu conjonctif et le tissu élastique.

En résumé, l'iris est compris entre une membrane pigmentaire composée de cellules polygonales et une couche épithéliale antérieure; il renferme un stroma de tissu conjonctif riche en cellules plasmatiques, des fibres muscu-laires lisses, des vaisseaux et des nerfs.

Il n'y a dans l'iris aucune glande. A la face antérieure de l'iris existe une zone papillaire interne, large de 1 millim. et garnie de petits plis rayonnants ; la zone papillaire externe est plus large : elle a 3 millim. et elle ne renferme que de cinq à sept plis disposés concentriquement (Ivanoff) La surface libre de l'uvée possède soixante et dix à quatre-vingts petits plis rayonnés du bord pupillaire vers le bord ciliaire.

Quel est le rôle de l'épithélium et du stroma dans la formation des tumeurs iriennes ? Ces questions seront étudiées plus loin dans le chapitre de l'Étiologie. Nous nous bornerons ici à étudier simplement les faits anatomiques, sans chercher à les interpréter.

Je décrirai les lésions de l'iris qui font l'objet de mon travail avec les seuls renseignements que j'ai pu puiser dans les observations que j'ai précédemment citées.

KYSTES.

Les kystes de l'iris se distinguent entre eux, par leur volume, leur situation, la structure de leurs parois et la nature de leur contenu.

On rencontre assez souvent, à la suite des traumatismes de l'œil avec plaie pénétrante de l'iris, des kystes à parois très minces. Ces kystes ont souvent un contenu séreux et incolore ; ils sont translucides et en général assez volumineux ; ils peuvent remplir presque toute la chambre antérieure de l'œil. Certains de ces kystes sont en bissac ; deux kystes voisins se fusionnent sur un point et leur paroi commune disparaît. Il suffit de ponctionner l'un d'eux pour que tous les deux se vident. Ces tumeurs se développent le plus souvent en avant de l'iris; cependant on peut voir dans nos observations et dans nos figures que certains de ces kystes restent quelquefois confinés en arrière de l'iris et ne viennent se montrer qu'au niveau de la pupille. Les parois de ces kystes sont quelquefois assez transparentes pour qu'on voie leur paroi postérieure ; sur la paroi antérieure, on aperçoit assez souvent quelques fibres musculaires de l'iris.

On voit quelquefois par transparence, sur la paroi postérieure, des taches pigmentaires qui appartiennent à la membrane uvée. Dans aucune observation, on n'a rencontré dans la cavité du kyste une véritable membrane pigmentaire continue ressemblant à la membrane uvée.

Pour de Wecker, la paroi interne des kystes séreux de l'iris correspondrait tout entière à un reste de la membrane uvée transformée. D'après cet auteur, l'épithélium perdrait presque toujours son pigment, par suite des conditions nouvelles dans lesquelles les éléments anatomiques se trouveraient placés.

Certains kystes paraissent se développer dans l'épaisseur de la membrane irienne. Ils sont revêtus à l'intérieur d'une membrane d'épithélium pavimenteux et d'une paroi très mince de tissu conjonctif mêlée quelquefois de tissu élastique. Dans certaines observations, nous avons vu qu'il avait été impossible de constater, dans certains kystes séreux par exemple, la présence de cellules épithéliales. Dans une observation de Desmarres, en raclant avec soin la surface interne du kyste, on constatait l'absence d'épithélium ; on trouvait seulement une matière grisâtre avec des granulations de même couleur ; quelques-unes d'entre elles étaient jaunâtres et fortement graisseuses. La paroi du kyste était formée par le tissu même de l'iris, sa cavité semblait formée par un simple écartement du stroma irien ; on voyait sur les parois du kyste des fibres et du pigment de l'iris.

Dans une autre observation, en raclant aussi bien que possible la face interne de la cavité, on n'obtenait pas d'épithélium, mais seulement une matière grisâtre, composée de fines granulations de même couleur, de granulations graisseuses, et d'un plus petit nombre de granulations pigmentaires (dans le premier kyste il n'existait pas de granulations pigmentaires). Comme dans le premier cas, la paroi était formée par le tissu de l'iris, qui semblait s'être dédoublée pour former une cavité; du reste, il n'y avait aucune autre production anormale.

La capsule de cristallin adhérait à l'iris par une couche épaisse de tissu fibreux, semblable à celui des cataractes pseudo-membraneuses.

Dans une observation recueillie par Feuer, assistant à la Clinique ophtalmologique de Klaussenbourg, dans le service de Schuleck, un kyste séreux fut examiné après l'extirpation. L'iris, normal à la périphérie, se divisait vers un point plus rapproché du centre en deux feuillets, formant, l'un la paroi antérieure, l'autre la paroi postérieure du kyste. Ce kyste, dit Feuer, n'avait d'individualité propre que l'épithélium à cellules hexagonales qui tapissait sa surface interne.

Dans une observation de Hulke, la paroi du kyste paraissait être formée par le tissu de l'iris lui-même ; il existait cependant un revêtement épithélial continu.

Tous les kystes séreux ne sont point privés de membrane propre et in-dépendante.

Hubert Sattler a eu l'occasion d'observer, à la Clinique de Arlt, la struc-ture de la paroi d'un kyste séreux. Dans trois cas où les kystes avaient été opérés par l'excision de leur paroi, l'examen microscopique fut soigneuse-ment fait, et l'on reconnut que la paroi excisée était formée de tissu fibril-laire recouvert de plusieurs couches de cellules aplaties ; dans l'une de ces observations, il y avait des capillaires dans la paroi kystique.

Sur un kyste enlevé par Arlt, Becker a constaté l'existence d'une mem-brane propre, compacte, en grande partie formée de fibres élastiques ; ce kyste était tapissé à l'intérieur par un épithélium à larges cellules aplaties.

Les kystes de l'iris peuvent donc se développer dans un dédoublement de l'iris et sans autre membrane propre que l'épithélium qui revêt leur cavité. Le plus souvent cependant, on leur trouve une membrane propre. Cette membrane est tantôt amorphe, tantôt formée par du tissu fibreux et tantôt formée par du tissu élastique plus ou moins épaissi et plus ou moins ré-sistant.

Certains kystes ont des parois épaisses. Dans une observation qui appartient à Knapp, le kyste avait une membrane amorphe revêtue d'un épithélium pavimenteux.

Le contenu de certains kystes est quelquefois gélatineux ; c'est ce que l'on observait dans une observation de Richard. La tumeur, dit-il, n'était pas une poche unique pleine de liquide, mais plutôt une masse gélatineuse et molle, infiltrée d'un suc gélatineux. Cette tumeur paraissait avoir plus d'analogie avec un myxome qu'avec un kyste séreux.

Le volume des kystes, avons-nous dit, est variable depuis la dimension d'une tête d'épingle jusqu'à celle d'un grain de groseille ou même d'un petit grain de raisin. Ces tumeurs sont quelquefois très régulièrement arrondies, d'autres fois elles sont moins régulières.

Dans les observations de kystes consécutifs à des traumatismes sans plaies pénétrantes de l'iris, nous voyons l'iris présenter plusieurs petits kystes; c'est là ce qui avait déterminé de Wecker à grouper les observations de ce genre sous le nom de dégénérescences cystoïdes de l'iris. Ces kystes multiples sont ordinairement séreux.

Le contenu des kystes de l'iris est ordinairement séreux et translucide ; il y a certains kystes qui sont grisâtres (Obs. vi et xiii), d'autres sont jaunâtres (Obs. ix), d'autres bleuâtres (Obs. vii), d'autres brunâtres (Obs. xi); enfin d'autres sont verdâtres (Obs. xxi).

Les malades qui ont des kystes de l'iris consécutifs à des traumatismes ont bien souvent des arrachements plus ou moins violents de l'iris et des synéchies. Leur vision est assez souvent conservée quand il reste un peu de la pupille perméable à la lumière ; le cristallin est presque toujours transparent et la rétine est le plus souvent en bon état.

Dans un certain nombre d'observations, les kystes se sont développés chez des malades opérés de cataracte et chez certains sujets opérés d'iridectomie.

L'anatomie pathologique des kystes séreux est loin d'être complète, parce que l'on a eu rarement l'occasion d'étudier ces tumeurs dans de bonnes conditions. Les examens microscopiques ont toujours porté sur des débris de membranes excisées avec peine à travers une incision de la cornée ; ces débris avaient été mâchés entre les mors des pinces ; leur examen n'a pas été fait au moment même de leur excision. On n'a jamais examiné la membrane entière du kyste. Le contenu séreux n'a jamais été recueilli.

TUMEURS PERLÉES.

Les tumeurs perlées de l'iris se distinguent des kystes séreux par leur aspect ; ce sont des tumeurs d'un blanc nacré analogue à la couleur des tendons.

Certaines de ces tumeurs sont arrondies comme des perles fines, d'autres sont bosselées ; on en trouve quelquefois plusieurs à la fois. Ces tumeurs font saillie sur la face antérieure de l'iris ; elles tiennent en général à cette membrane par un petit pédicule qui renferme ordinairement un vaisseau et du tissu conjonctif. Le plus souvent elles se développent près du bord libre de la pupille.

On trouve souvent des cils dans la chambre antérieure de l'œil, chez les sujets qui ont des tumeurs perlées ; ces cils peuvent même être englobés au centre de la tumeur elle-même.

On trouve en général sur la cornée la trace des plaies pénétrantes qui ont servi à faire pénétrer dans l'œil les cils qu'on y observe.

Quelques malades peuvent avoir aussi des tumeurs perlées sans qu'il y ait aucun cil dans la chambre antérieure de l'œil ; ils peuvent porter également sur la cornée des traces de traumatisme avec plaie pénétrante.

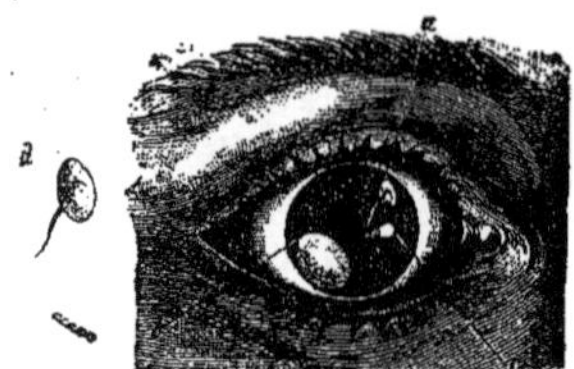

Fig. 5.—*Épithélioma perlé de l'iris*; observation de M. Monoyer.

a. Petite tumeur perlée de l'iris.
b. Grande tumeur perlée de l'iris.
c. Taie traumatique de la cornée.
d. Petite tumeur *a* grossie deux fois pour montrer ses rapports avec le cil qui la traverse.

Une des observations les plus complètes au point de vue de l'anatomie pathologique des tumeurs perlées appartient à Monoyer [1]. Le malade qui fait le sujet de cette observation avait deux tumeurs perlées dans l'œil. L'une de ces tumeurs (*b* fig. 5) avait le volume d'un gros grain de millet ; elle ressemblait, à s'y méprendre, à une perle de nacre et elle était traversée de part en part par un cil (*d*) qui ne présentait pas de renflement bulbeux.

Ce cil avait évidemment pénétré dans l'œil au moment du traumatisme ; il avait été coupé et non arraché.

On voyait sur la cornée la trace de la cicatrice de la plaie pénétrante de l'œil ; il y avait sur l'iris deux tumeurs perlées.

On ne trouvait autour de la tumeur aucune trace de membrane kystique.

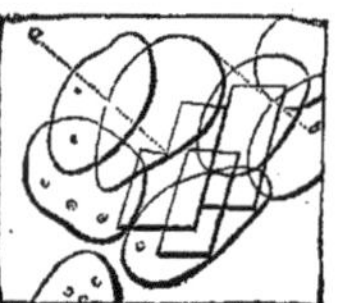

Fig. 6. — Coupe parallèle à la surface d'une tumeur perlée, vue au microscope ; observation du Dr Monoyer.

a. Cristaux de cholestérine.
b. Cellules épithéliales sans noyaux.

Dans une coupe parallèle à la surface, la préparation changeait d'aspect : au lieu de cellules fusiformes, on voyait de larges cellules à contour plus ou moins régulièrement ovale, avec quelques granulations à l'intérieur, mais pas de noyaux. Ces cellules épithéliales ressemblaient entièrement aux cellules cornées de l'épiderme (fig. 6 *b*). Au milieu des productions épithéliales, on apercevait en différents endroits des groupes de cristaux de cholestérine (fig. 6 *a*).

L'examen histologique fut fait avec le plus grand soin par M. Gross ; il montra que cette tumeur était

---

[1] Dr M. Monoyer ; Épithélioma perlé ou margaritoïde de l'iris. (*Gaz. médic. de Strasbourg*, uin 1872.)

composée uniquement de lamelles solides disposées en couches concentriques emboîtées les unes dans les autres comme les squames d'un bulbe d'oignon, sans membrane d'enveloppe ni contenu distinct. Sur des coupes perpendiculaires à la surface d'une lamelle, ces lamelles étaient constituées par des cellules fusiformes transparentes, accolées les unes aux autres, sans noyaux à l'intérieur, avec çà et là quelques fines granulations. (Voy. Pl. I, fig. 7.)

La portion de tumeur qui servit à l'examen histologique fut enlevée avec beaucoup de difficultés ; il ne serait point impossible que la membrane kystique ne se fût détachée de la tumeur dans les manœuvres d'extraction qui furent faites.

Le malade qui fait le sujet de l'observation de Stœber[1] avait dans la chambre antérieure de l'œil une tumeur ayant la forme et les dimensions d'un petit pois légèrement ovalaire. Ce petit corps blanc nacré (fig. 7 a) était implanté sur la partie externe du bord pupillaire de l'iris, auquel il était visiblement adhérent ; on voyait même des vaisseaux sanguins passer de l'iris sur cette tumeur ; un cil châtain foncé (b) était implanté par son bulbe dans son épaisseur; on le voyait traverser la pupille, et son extrémité libre se cachait derrière l'iris. Le cil était muni de son bulbe; il était châtain foncé, il avait une longueur de près de un centimètre, il était entièrement semblable aux cils qui garnissaient les bords palpébraux. Il est donc sûr que ce cil avait pénétré du dehors et qu'il avait été introduit dans la chambre antérieure de l'œil au moment du traumatisme.

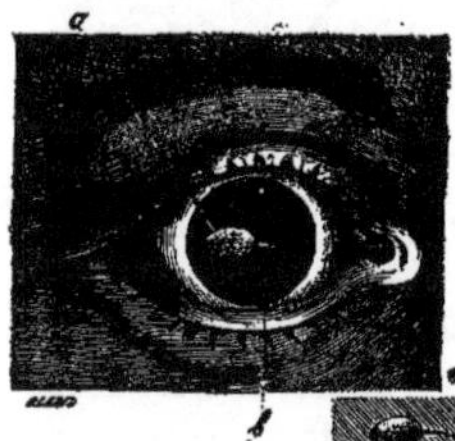

Fig. 7. — Observation du D^r Stœber.
a. Tumeur perlée.
b. Cil implanté dans la tumeur.
c. La tumeur après son extirpation.

Cette tumeur était constituée par une membrane kystique et par un contenu blanchâtre grumeleux. L'examen microscopique montra que le contenu du kyste était formé de cellules remplies de graisse et de cristaux de cholestérine.

Une tumeur perlée qui se présentait sous forme d'un corps arrondi et

[1] Stœber ; *Klin. Monastbl. f. Augenheilk.*. Compte rendu des séances de la Société ophtalmologique de Heidelberg, septembre 1864. (*Ann. d'Oculistique*, 1865, pag. 79, tom. LIV.)

blanchâtre, ayant l'apparence d'une vésicule, fut extirpée sans aucune violence par Rothmund [1]; il fut assez heureux pour la faire sortir en entier. L'examen histologique fut fait par le professeur Buhl.

La tumeur était ovale et mesurait 8 mill. sur 5. Il y avait une paroi kystique formée de tissu cellulaire lâche tapissée d'un épithélium ; on trouvait sur les parois du kyste quelques fibres musculaires de l'iris. Le contenu était constitué, comme dans la tumeur du professeur Monoyer, par des cellules épidermiques disposées par couches concentriques et dépourvues de noyaux.

Chez le malade de Sweigger [2], nous avons vu que six cils furent trouvés après le traumatisme dans la chambre antérieure de l'œil. Sweigger les enleva en deux opérations. A la deuxieme opération, Sweigger aperçut à la partie externe de l'iris deux points blancs *au voisinage* de l'un des cils. Ces points se développèrent assez rapidement, et, après trois mois, ils avaient acquis le volume d'une tête d'épingle ; il en fit l'extraction au moyen d'une iridectomie.

Ces tumeurs furent examinées par Krause ; il y avait encore là une enveloppe kystique renfermant des cellules épithéliales.

On trouve donc presque toujours une membrane enveloppante dans les tumeurs perlées de l'iris. Il n'est pas sûr que cette membrane n'ait pas existé dans le cas du professeur Monoyer ; on l'a retrouvée dans la plupart des observations connues.

Cependant la membrane enveloppante des tumeurs perlées est en général très mince. Elle se distingue en cela de la poche des kystes par rétention. « Dans les kystes sébacés, dit M. Gross [3], nous trouvons toujours une membrane kystique bien développée : dans les loupes, par exemple, quel que soit leur volume, cette membrane est toujours facilement reconnaissable ; il en est tout autrement dans les tumeurs perlées. Dans les unes, on a décrit un mince feuillet-limite de nature connective (cas de Chavasse), qui n'a rien de commun avec la membrane kystique d'une loupe ; dans les autres, on n'a pas constaté de membrane enkystante (cas de Troquart), comme cela

---

[1] Rothmund; *Klin. Monatsbl. f. Augenheilk.*, 1872. (*Ann. d'Ocul.*, 1873, pag. 241, tom. LX.)

[2] Sweigger ; Société ophtalmologique de Heidelberg, session de 1871. (*Ann. d'Oculistique*, pag. 283, tom. LXVII, 1872.)

[3] Gross; *Revue médicale de l'Est*, 1er et 15 octobre 1884.

est le cas pour les tumeurs perlées de l'iris. Nous ne pouvons considérer comme une membrane enkystante ni le mince feuillet connectif qui entourait ma tumeur de l'Obs. II, ni l'épaisse couche de tissu conjonctif accidentellement produit qui enveloppait ma tumeur de l'Obs. I. »

Dans l'observation que j'ai communiquée à la Société de Chirurgie[1], l'analyse anatomique n'a pas pu être faite, le malade n'ayant pas consenti à se laisser opérer. Ce que l'on pouvait voir facilement par l'éclairage direct ou par l'éclairage oblique de l'iris, c'est que la pupille était irrégulière, elliptique (fig. 8) ; elle se trouvait transportée en bas, au voisinage de la plaie cornéenne cicatrisée ; elle mesurait environ 2 millim. de largeur sur 4 millim. de hauteur. L'iris, fortement tiraillé au moment de l'accident, s'était arraché en deux points de ses insertions ciliaires ; il y avait une irido-dyalise de 1 centim. à la partie interne de l'œil (f) et une irido-dyalise moins étendue, d'environ 4 millim., à la partie externe et inférieure (e).

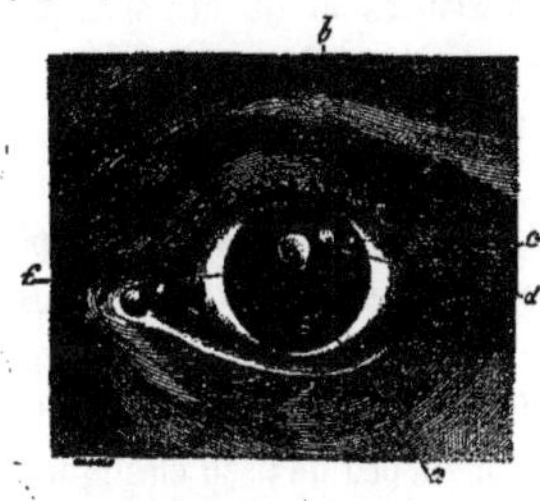

Fig. 8.

a. Tumeur perlée contenant un cil.
b. Petite tumeur perlée se développant près du bulbe d'un cil.
c. Très petite tumeur perlée en voie de développement sur le trajet d'un cil.
e. Irido-dialyse externe.
f. Irido-dialyse interne.

Il y avait sur l'iris trois tumeurs perlées et deux cils ; l'une de ces tumeurs, celle qui était située près du centre de l'iris, paraissait grosse comme un petit pois (a) ; celle qui était située à la partie supérieure et externe de l'iris (b), comme la tête d'une épingle. Enfin la troisième tumeur (c), placée près du bord périphérique de l'iris, était située sur le trajet d'un cil. La grosse tumeur, qui d'abord s'était développée près du bulbe du cil, l'avait englobé dans son développement. Le cil paraissait implanté dans la tumeur, par son bulbe ; d'abord accolé à la face antérieure de l'iris, il s'en était progressivement écarté, entraîné par le développement progressif de la tumeur. Le

---

[1] Masse ; *Des kystes de l'iris* ; observation suivie de quelques réflexions sur la pathogénie de ces tumeurs ; expérience sur la production artificielle de ce kyste; rapport de M. le Dr Giraud-Teulon à la Société de Chirurgie. (*Bull. et Mém. de la Soc. de Chir.*, pag. 185, tom. VII, 1881.)

cil était situé à égale distance entre la cornée et l'iris, il flottait librement par une de ses extrémités dans l'humeur aqueuse. Par l'éclairage oblique, on voyait l'ombre de ce cil se projeter sur l'iris et se déplacer suivant la direction de la lumière (*e*).

Ces tumeurs tranchaient par leur couleur blanc nacré sur la couleur bleue de l'iris (fig. 8, *a*, *b*, *c*. La plus grosse était un peu irrégulière, bosselée, et elle était traversée par un cil dont le bulbe était compris presque à son centre. Il n'y avait aucune adhérence entre cette tumeur et la face postérieure de la cornée.

L'aspect de ces tumeurs perlées, les circonstances auxquelles elles paraissent devoir leur origine, nous autorisent à penser que leur structure est analogue à celle des tumeurs si bien décrites par MM. Monoyer et Gross sous le nom de tumeurs perlées de l'iris.

Ces tumeurs perlées sont constituées par des couches de cellules épithéliales au milieu desquelles on rencontre des cristaux de cholestérine. L'existence d'une enveloppe est discutée, mais il n'est pas douteux qu'on ne la rencontre souvent. Cette enveloppe, ordinairement assez mince, est formée de tissu connectif et même quelquefois par un peu de tissu élastique. Les cellules épithéliales de ces tumeurs s'imbriquent comme les bulbes d'un oignon. Ces tumeurs comprennent quelquefois un ou deux cils dans leur épaisseur ; il est facile de voir que ces cils ne se sont pas développés sur place et dans une cavité kystique comme dans une tumeur dermoïde. Les poils des tumeurs dermoïdes sont nombreux ; ils sont très fins et ils sont contenus dans la cavité même d'une enveloppe kystique ou sur ses parois.

M. Gross a récemment publié plusieurs observations de tumeurs perlées des doigts. On retrouve dans la peau des doigts des tumeurs qui ressemblent complètement aux tumeurs perlées de l'iris. M. Rizet a publié six observations de ces tumeurs, qu'il désigne du nom de kystes dermoïdes des doigts. Ces tumeurs sont plus grosses que celles de l'iris, elles ont une enveloppe kystique ; puis l'on trouve des couches concentriques de cellules épithéliales imbriquées, et au centre de ces tumeurs il y a souvent une petite cavité centrale contenant une matière blanchâtre caséeuse, résultat de la dissociation des éléments constitutifs des lamelles des cellules épidermiques cornées, des granulations graisseuses et des cristaux de cholestérine.

MM. Demay, Troquart et Chavasse ont observé des tumeurs de ce genre sur les doigts. Virchow a trouvé dans le rocher des tumeurs du même genre, dans les méninges, dans le cerveau, dans les os, dans l'oreille dans certaines muqueuses, dans certaines glandes. Cruveilhier avait trouvé quelques tumeurs perlées dans le tissu cellulaire sous-arachnoïdien.

On trouve des tumeurs perlées dans la muqueuse de la trompe, dans la muqueuse palatine, dans le plancher buccal, dans la glande sublinguale, dans l'ovaire et dans le testicule.

Gross (de Nancy), qui vient de publier dans la *Revue médicale de l'Est* une étude fort remarquable sur les tumeurs perlees, leur assigne le caractère suivant.

«Partout la tumeur perlée peut être considérée comme une tumeur bénigne ; elle ne récidive jamais et elle n'envahit pas les ganglions.

»D'après l'examen des différentes descriptions données par les auteurs, la tumeur perlée peut être définie, au point de vue *anatomo-pathologique* : Une tumeur formée par des *cellules* minces, aplaties, pour la plupart privées de noyaux, *analogues aux cellules cornées de l'épiderme*, entremêlées de granulations graisseuses et de cristaux de cholestérine, et réunies en lamelles disposées par couches stratifiées et concentriques. Sur la coupe, la tumeur offre une couleur blanc jaunâtre analogue à de la cire ; souvent elle présente un reflet brillant rappelant celui de la soie, de l'amiante et même de la nacre. Tantôt la tumeur est peu consistante, friable, et se dissocie en formant des sortes d'écailles ; tantôt elle constitue une masse, dure, globuleuse, une *perle* formée par des lamelles concentriques serrées les unes contre les autres comme les squames d'un bulbe d'oignon. Un certain nombre de tumeurs perlées sont formées par une perle épidermique *unique* dont le volume varie depuis un grain de millet jusqu'à celui d'un petit œuf : c'est la *tumeur perlée simple*, qu'on rencontre dans l'iris, aux doigts. D'autres fois, le néoplasme est formé par un certain nombre de perles, les unes petites, les autres plus grandes, et réunies par des faisceaux de cellules épithéliales. C'est la *tumeur perlée complexe*, qui comprend les tumeurs perlées de Virchow et l'épithélioma pavimenteux perlé de Cornil et Ranvier.»

Pour M. Gross, un certain nombre de tumeurs perlées seraient congénitales, tandis que d'autres seraient d'origine traumatique et produites par des greffes épidermiques profondes.

M. Gross classe au nombre de ces tumeurs la plupart des tumeurs perlées de l'iris, certaines tumeurs du tissu cellulaire sous-cutané, et celles des doigts.

Il résulte de l'ensemble des recherches que je viens d'exposer qu'il existe dans l'iris, en dehors des kystes séreux ou muqueux, un groupe de tumeurs ayant une constitution spéciale bien déterminée. Je crois qu'il convient de leur maintenir le nom proposé par le professeur Monoyer, de les appeler tumeurs perlées. Les tumeurs perlées ne sont pas spéciales à l'iris; on les trouve dans les régions les plus diverses de l'organisme, et, quel que soit leur siège, leur constitution anatomique est à peu près le même. Nous verrons au chapitre de l'Étiologie que le mécanisme de leur production est loin d'être identique.

TUMEURS DERMOÏDES.

Il se développe dans l'œil des tumeurs dermoïdes qui apparaissent, soit sur la cornée et la sclérotique, soit sur l'iris, soit sur la choroïde elle-même : telle est la tumeur qui fait le sujet d'une observation de Follin communiquée à la Société de Chirurgie. Les renseignements nous manquent pour faire une étude anatomique complète des tumeurs dermoïdes de l'iris.

Dans une observation de M. Florent Cunier, une tumeur dermoïde paraît s'être développé après un traumatisme violent de la région frontale ; l'œil avait été fortement ébranlé, puisque le cristallin s'était luxé. Près de la capsule du cristallin déchirée, on voyait partir six poils s'éloignant à leur sortie et se contournant sur eux-mêmes pour se réunir en cercle dans le centre pupillaire.

Les renseignements précis nous manquent pour établir dans ce cas le siège exact de cette tumeur dermoide et sa nature; la malade ne fut point soumise à une opération : on n'eut donc pas l'occasion d'en faire l'examen microscopique direct. La seule observation bien probante que nous puissions citer pour établir l'existence des tumeurs dermodïes de l'iris est celle que nous devons à de Græfe.

Son malade avait été blessé par la pointe d'un instrument piquant. On vit se développer chez lui une tumeur d'un blanc nacré et en tout semblable aux tumeurs perlées. Cette grosseur, dit de Græfe, semblait située derrière l'iris ; elle faisait une légère saillie en avant dans la chambre antérieure et une autre en arrière vers la capsule antérieure du cristallin. Il existait un coloboma inférieur de l'iris vers une petite tache blanche cicatricielle de la cornée. Cette tumeur grossit assez rapidement jusqu'à venir toucher la face postérieure de la cornée ; elle fut extraite par lambeaux ; elle renfermait une substance demi-molle, grumeleuse, parsemée de poils très fins. A l'examen microscopique, on ne trouva dans la tumeur que des lamelles épidermiques des poils, et un peu de graisse et de cholestérine.

Cette tumeur dermoïde était-elle congénitale ? Le traumatisme a-t-il joué seulement un rôle secondaire pour activer son développement, ou bien une portion de peau violemment arrachée sur la paupière a-t-elle pénétré dans l'intérieur de l'œil, entraînée par la pointe de l'instrument qui a blessé le malade ?

Avons-nous seulement affaire à une greffe cutanée irienne ? C'est là un fait qu'il est bien difficile d'établir : la poche kystique de la tumeur n'a pas été examinée ; l'examen microscopique n'a été fait que sur des fragments de la tumeur.

Ici, les poils étaient très fins et très nombreux : ce n'étaient donc pas des cils venus du dehors ; les poils se sont probablement formés sur les parois de la poche kystique, soit que la tumeur dermoïde se soit formée par greffe d'une petite portion de peau venue du dehors, soit qu'elle soit congénitale et qu'elle reconnaisse pour cause, comme les autres tumeurs dermoïdes, une inclusion fœtale.

Dans l'Observation de Follin, qui est relative à une tumeur dermoïde choroïdienne, la description anatomique ne laisse rien à désirer : il ne s'agissait point d'un kyste, mais d'une plaque dermoïde. La tumeur était composée de plusieurs couches analogues à celles qui représentent la peau et le tissu cellulaire sous-cutané.

« 1° C'était d'abord une couche épidermique analogue à l'épiderme cutané ; cet épiderme était formé de petites cellules arrondies, pourvues d'un noyau et d'un nucléole, très rapprochées les unes des autres.

» 2° Au-dessous de cette couche épidermique, on constatait plusieurs couches fibro-celluleuses d'aspect et de résistance différents. Une première couche, qu'on pourrait très bien comparer au derme, était formée de fibres serrées les unes contre les autres et disposées en faisceaux assez réguliers. Au-dessous de cette couche, qui avait 2 millim. d'épaisseur, on en trouvait une autre formée de fibres irrégulièrement entrecroisées, un peu écartées les unes des autres ; c'était dans cette couche que venaient aboutir les bulbes pileux. Enfin, au-dessous de cette couche aréolaire on en découvrait une autre plus dense et renfermant un grand nombre de vésicules adipeuses.

»Une coupe mince faisait voir un assez grand nombre de poils contenus dans une gaîne épithéliale et munis d'un bulbe. Ces poils, brunâtres, de différentes longueurs, perforaient la face choroïdienne de la plaque dermoïde par un orifice un peu déprimé ; leur gaîne épidermique se continuait avec la couche épidermique superficielle ; leur extrémité bulbaire était dans la couche fibro-aréolaire à faisceaux écartés les uns des autres. Sur ce point de la plaque dermoïde, qui était d'une couleur foncée, on trouvait des agrégats d'une matière brunâtre, disposés sous forme de tubes arrondis, entrelacés, mais assez irrégulièrement pour qu'on ne puisse pas dire si ces masses étaient de simples dépôts pigmentaires ou des nucléoles de glandes sudoripares remplis d'une matière noire. La structure des poils était identique à celle des poils normaux. »

J'ai obtenu par greffe sur l'iris de véritables plaques dermoïdes dont la structure anatomique était en tout analogue à la description que donne Follin de cette plaque dermoïde qu'il a observée sur la choroïde. Je reviendrai sur ce sujet dans le chapitre de l'Étiologie, à propos de mes greffes cutanées iriennes.

CHAPITRE IV.

ÉTIOLOGIE.

Mackensie et Bowmann, qui émirent les premiers une théorie sur la formation des kystes de l'iris, pensaient que ces tumeurs se formaient par la sécrétion morbide d'un fluide entre l'iris et son épithélium postérieur. D'après eux, les cellules épithéliales de la membrane uvée formeraient la paroi interne des kystes de l'iris ; on retrouverait souvent en effet des fibres musculaires sur la paroi antérieure de ces tumeurs.

Pour Rokitanski, les kystes de l'iris tiendraient à la prolifération des cellules du tissu conjonctif dans le stroma fibreux du diaphragme irien.

Le Dr Guépin, qui avait constaté que ces kystes succédaient le plus souvent à des traumatismes, croyait pouvoir rattacher leur formation à des épanchements de sang dans l'épaisseur de l'iris. Pour lui, un kyste pouvait se produire à la place d'un caillot sanguin résorbé.

Nous avons vu précédemment qu'un kyste que M. Robin avait eu l'occasion d'observer n'avait point de parois propres ; sa cavité était revêtue de granulations d'un gris-noirâtre que M. Robin croyait dues à des globules sanguins plus ou moins transformés.

Un ébranlement ne peut-il pas amener un écartement dans les mailles du tissu conjonctif ? Un épanchement de sérosité ou de sang ne peut-il pas se former ainsi dans un interstice du tissu conjonctif ? Ces hypothèses étaient ainsi formulées en 1860 dans la Thèse du Dr Guépin [1].

Une théorie fut émise plus tard par M. de Wecker. Ce savant ophtalmologiste croyait pouvoir rendre compte du mode de formation des kystes iriens dans les violentes contusions de l'œil, sans plaies pénétrantes, par la formation de plis sur l'iris et de synéchies antérieures ou postérieures. La portion

---

[1] Guépin ; Thèse de Paris, 1860.

d'iris comprise dans les plis iriens ou dans les synéchies continuant à sécré-
ter de l'humeur aqueuse, pourrait, d'après lui, déterminer l'accumulation d'un
liquide dans une véritable cavité close, et former un kyste. A la suite d'un
traumatisme, d'une contusion, plusieurs plis ou plusieurs synéchies, en se
formant sur l'iris, donneraient naissance à une véritable dégénérescence
cystoïde de cet organe, en l'absence même de toute plaie pénétrante de l'œil.
Il existe des exemples de kystes multiples de l'iris développés à la suite de
chocs plus ou moins violents de l'œil, avec ou sans luxation ou déplacement
du cristallin. C'est surtout à ces cas que M. de Wecker appliquait sa théorie du
plissement de l'iris. Il existe toutefois fort peu d'observations de kystes de
l'iris qui ne reconnaissent pas comme cause une plaie pénétrante de la cornée.
La théorie de M. de Wecker pourrait peut-être leur être applicable. Cependant il faut convenir qu'il existe un grand nombre de synéchies sans kystes
et beaucoup de kystes sans synéchies ; dans les ulcères de la cornée, le tissu
de l'iris adhère à la cornée, sans qu'on ait signalé dans ces cas la formation
de kystes de l'iris. Si la théorie de M. de Wecker etait vraie, on rencontrerait
l'uvée comme revêtement intérieur de ces tumeurs. Dans certains kystes dus
au plissement de l'iris ou à des synéchies postérieures, la cavité du kyste
devrait nous présenter des traces de la membrane uvée. La théorie de M. de
Wecker, qui pourrait, au besoin, nous expliquer l'origine de certains kystes
séreux, serait impuissante à nous expliquer l'origine des kystes qui renferment un contenu plus ou moins gélatineux, avec de la graisse et des débris
épithéliaux. Elle ne nous explique pas davantage l'origine des tumeurs épithéliales que Rothmund appelle épidermoïdomes, et que M. Monoyer désigne
sous le nom d'épithéliomas perlés de l'iris.

Rothmund a proposé à la Société de Heidelberg une théorie qui ne man-
que pas d'originalité, mais qui manquait de bases expérimentales. Cet ophtalmologiste avait remarqué, comme bien d'autres auteurs, les relations fréquentes
des plaies pénétrantes de l'œil et des tumeurs de l'iris ; il avait relevé dans
la science un certain nombre de faits où des cils avaient été entraînés du
dehors dans l'intérieur de l'œil, et, dans quelques-unes de ces observations,
des tumeurs avaient paru se développer dans l'œil, après la pénétration de cils.
Le raisonnement de Rothmund consistait à dire que si des cils étaient entraînés par un traumatisme sur l'iris dans la chambre antérieure, des lambeaux

de conjonctive, de cellules épithéliales de la cornée ou de la membrane de Descemet, des lambeaux d'épithélium de la cornée pouvaient bien subir le même sort. Comme des tumeurs se manifestaient en l'absence bien avérée de cils dans des cas de plaies pénétrantes de la chambre antérieure de l'œil, Rothmund pensait que la greffe des tissus transportés dans la chambre antérieure était l'origine des tumeurs développées sur l'iris après le traumatisme ; il expliquait par la nature diverse des éléments anatomiques greffés les différents genres de tumeurs iriennes. Les kystes séreux étaient, d'après lui, le résultat de la greffe de l'épithélium de la conjonctive, de la cornée ou des cellules de la membrane de Descemet, et les tumeurs épithéliales devaient leur origine à la greffe d'épithéliums arrachés aux paupières ou aux joues, et qui avaient pénétré dans la chambre antérieure de l'œil.

L'étiologie des kystes séreux et des tumeurs épithéliales était nettement posée, et, s'il ne fournissait aucune preuve pour démontrer qu'elle était vraie, elle était au moins bien trouvée pour expliquer les faits.

La théorie de Rothmund fut fortement attaquée par M. Monoyer dans son Mémoire sur *l'Épithélioma perlé de l'iris* ; cette théorie lui parut quelque peu fantaisiste : il n'eut pas de peine à montrer qu'elle ne reposait sur aucune base bien précise et qu'elle avait contre elle un grand nombre d'arguments qui furent très judicieusement développés dans un Mémoire très estimé.

« La théorie qui met les kystes sur le compte de greffes épidermiques ou épithéliales, disait M. Monoyer, n'est applicable qu'aux kystes qui se produisent après des traumatismes avec plaies pénétrantes de l'œil. Certains kystes se produisent sur l'iris après de simples contusions ; pour d'autres, on ne trouve absolument aucune cause traumatique dans les anamnestiques. »

Si la théorie des greffes peut être applicable à certains cas, elle ne peut en aucune façon servir à expliquer le mode de formation de certains kystes. Rothmund lui-même n'a pas la prétention d'appliquer sa théorie à l'explication de tous les cas ; il admet que certains kystes peuvent avoir pour origine des synèchies et des plissements de l'iris, tandis que d'autres peuvent s'expliquer par des greffes. MM. de Wecker et Rothmund sont aujourd'hui parfaitement d'accord sur la part respective à faire à leurs théories.

M. Monoyer rejette encore la théorie de Rothmund comme ne pouvant trouver d'application dans aucun autre point de l'économie pour expliquer la formation de kystes et de tumeurs épithéliales analogues. M. Monoyer objecte encore à M. Rothmund l'argument suivant : «L'iris offre-t-il les conditions voulues pour que les cellules épithéliales venues du dehors s'y fixent, y végètent et s'y multiplient ?

«Une greffe épidermique ne prend que sur une surface dénudée, sur une plaie récente et en voie de bourgeonnement. Voilà donc M. Rothmund obligé de faire une nouvelle hypothèse consistant à admettre que l'iris est directement blessé par le corps vulnérant qui a fait pénétrer dans la chambre antérieure des lambeaux d'épiderme ou de conjonctive ; ce n'est pas tout, il faut encore que ces éléments épithéliaux aillent se loger dans la plaie irienne.»

« L'épiderme greffé sur l'iris, pourquoi s'y développe-t-il sous forme de tumeur ? Les greffes épidermiques, dit M. Monoyer, ne s'étendent qu'en largeur ; on ne les voit pas croître en hauteur et s'élever au-dessus du niveau général. Pourquoi, dit-il, un lambeau d'épithélium conjonctival greffé sur l'iris s'y développerait-il sous forme de kyste, c'est-à-dire de poche creuse, tandis qu'une greffe épidermique donnerait naissance, dans les mêmes conditions, à une tumeur pleine, comme l'épithélioma perlé ? »

Par tous ces arguments, M. Monoyer croyait démontrer péremptoirement le peu de profondeur et de vraisemblance de la théorie proposée par l'honorable ophtalmologiste bavarois. La théorie de Rothmund n'était appuyée sur aucun fait d'expérience, et, de plus, elle paraissait invraisemblable pour un certain nombre d'excellentes raisons qui avaient été parfaitement présentées par le savant professeur de la Faculté de Nancy. Mais les raisonnements, quelque judicieux qu'ils puissent paraître, ne doivent pas nous suffire. Pour juger, les preuves en main, la théorie de Rothmund, j'ai cru nécessaire de recourir à l'expérimentation.

Les faits sur lesquels repose la théorie de Rothmund ne sont pas bien difficiles à reproduire. L'expérimentation sur les animaux me paraît avoir été négligée, et par celui qui a proposé la théorie des greffes, et par ceux qui l'ont critiquée.

Peut-on greffer sur l'iris des lambeaux d'épiderme ou des lambeaux de conjonctive? J'ai pu greffer sur l'iris des lambeaux de conjonctive[1] en prati-

---

[1] Voir la fig. IX. Pl. I.

quant une petite incision à la cornée et en introduisant des lambeaux de conjonctive dans la chambre antérieure de l'œil. Mes expériences ont été faites sur des lapins. Les lambeaux de conjonctive abandonnés dans la chambre antérieure viennent presque toujours s'appliquer sur la face antérieure de l'iris pour s'y greffer, sans qu'il existe de plaies préalables à l'iris. Dans mes premières expériences, j'avais éraillé l'iris avec la pointe de mon instrument pour provoquer la formation d'une plaie irienne; plus tard, je n'ai point touché à cet organe et j'ai obtenu quand même mes greffes iriennes.

Les raisonnements de M. Monoyer sont donc en défaut. Les greffes iriennes peuvent se produire sans qu'il soit nécessaire de blesser l'iris et de mettre la greffe en contact avec la plaie irienne. Le lambeau de conjonctive greffée se vascularise ; il revient sur lui-même, il arrive à prendre une forme sphéroïdale, et cette sphère est tantôt pleine, tantôt creuse, sans qu'il soit possible de savoir la raison de ces différentes évolutions de la greffe. L'expérience m'a donc démontré que les hypothèses de Rothmund étaient parfaitement réalisables.

On peut encore, par un procédé analogue, greffer sur des lapins des lambeaux de peau [1] qui peuvent, avec le temps, prendre la forme de véritables tumeurs. Si des lambeaux de peau et de conjonctive peuvent ainsi vivre et se développer sur l'iris, on peut admettre, par analogie, la possibilité de la greffe de cellules de la cornée et de la membrane de Descemet sur l'iris.

J'ai pu obtenir la formation de véritables tumeurs perlées en greffant sur des lapins de petites portions de cornée [2]; c'est ce qui résulte d'une de mes expériences.

Mes expériences sur les greffes iriennes et la pathogénie des kystes et des tumeurs perlées de l'iris ont été l'objet de deux communications à l'Académie des Sciences, présentées par M. le professeur Vulpian, l'une le 28 mars 1881 et l'autre le 15 janvier 1883.

Voici ma première communication du 28 mars 1881.

« Il résulte de nombreuses expériences que je viens de faire sur des lapins,

---

[1] Voir les fig. X et XI, Pl. I.

[2] Voir la fig. XII, Pl. I.

[3] Communication à l'Académie des Sciences, 15 janvier 1883.

que des lambeaux de conjonctive, de petits morceaux de peau introduits à l'aide d'une incision faite à la cornée, dans la chambre antérieure de l'œil, se greffent assez facilement sur l'iris.

Les lambeaux de ces tissus, abandonnés dans la chambre antérieure de l'œil, vont s'accoler à la face antérieure de l'iris, et l'adhésion se fait sans qu'il existe de plaie au point où se fait la greffe et sans que la greffe ait pénétré dans le tissu même de l'iris.

Les tissus greffés subissent d'abord une certaine résorption, les lambeaux irréguliers s'arrondissent et prennent une couleur blanche. Au bout d'un certain temps, la greffe prend la forme d'une *petite perle fine* et elle présente les plus grandes analogies avec les kystes et les tumeurs épithéliales qui se développent quelquefois sur l'iris de l'homme, après les plaies pénétrantes de la cornée.

Les petites tumeurs qui se développent ainsi par la greffe peuvent se vasculariser. J'ai vu des anses vasculaires parties de l'iris se développer et se ramifier à leur surface.

Chez les lapins, ces tumeurs restent toujours assez petites, mais elles ne disparaissent pas ; je conserve depuis huit mois des lapins qui ont des greffes de ce genre.

J'ai pu greffer sur l'iris, par ce même procédé, de petites portions de peau renfermant des cils. Les cils ont été englobés dans la tumeur qui s'est formée par la greffe [1].

Je me suis assuré, par l'examen microscopique, de la nature des greffes ainsi obtenues: elles sont formées d'une couche très épaisse d'épithélium pavimenteux ; sous cet épithélium se trouve du tissu conjonctif qui s'unit au tissu conjonctif de l'iris.

J'ai vu se développer au centre d'une greffe de conjonctive une véritable cavité kystique. La tumeur, qui était d'abord blanche, était devenue translucide. On peut donc obtenir par la greffe irienne des tumeurs épithéliales et des tumeurs kystiques.

Cette théorie, émise sans preuves expérimentales par Rothmund, en 1871, peut être soutenue à l'aide des faits que j'ai l'honneur de soumettre à l'Académie.

Les kystes et les tumeurs épithéliales de l'iris qui se développent chez

---

[1] Fig. X, Pl. I.

l'homme après les plaies pénétrantes de la cornée, peuvent être dues à des greffes de lambeaux de conjonctive ou de morceaux de peau qui pénètrent au moment du traumatisme dans la chambre antérieure de l'œil.

Des cils munis de leurs follicules peuvent également se greffer sur l'iris. Les cellules des follicules pileux deviennent le germe de véritables tumeurs épithéliales.

Chez un forgeron [1], trois cils ayant pénétré, à la suite d'un traumatisme, dans la chambre antérieure de l'œil, j'ai vu se former, près du bulbe de chacun d'eux, trois petites tumeurs arrondies comme de petites perles fines. La théorie de la greffe nous rend compte parfaitement dans ce cas de la pathogénie de ces tumeurs.

Nous comprenons ainsi, à l'aide de cette théorie, pourquoi la plupart des kystes et des tumeurs épithéliales de l'iris se forment chez l'homme après des plaies pénétrantes de la cornée.

La formation des kystes et des tumeurs de l'iris qui succèdent au traumatisme peut donc s'expliquer par la théorie émise par Rothmund ; les expériences que je viens de faire sur les animaux prouvent que cette théorie, qui n'était considérée jusqu'à présent que comme une hypothèse, peut être justifiée par des expériences très concluantes sur les animaux.»

Ma seconde communication à l'Académie des Sciences est relative aux greffes de cornée sur l'iris ; elle a été présentée par M. le professeur Vulpian, dans la séance du 15 janvier 1885. La voici tout entière.

« Dans une Note du 28 mars 1881, j'avais communiqué à l'Académie des Sciences une série d'expériences qui consistaient à greffer sur l'iris des lapins de petits lambeaux de conjonctive et de peau, et j'avais montré qu'à la suite de ces greffes on voyait se développer sur l'iris, soit des tumeurs épithéliales perlées, soit de véritables kystes. Dans de nouvelles expériences, j'ai pu réussir à greffer dans les yeux d'un certain nombre de lapins, et sur leur iris, des lambeaux de cornée comprenant une moitié environ de l'épaisseur de cette membrane.

La cornée à peine greffée, au dixième jour j'ai vu se développer au voi-

---

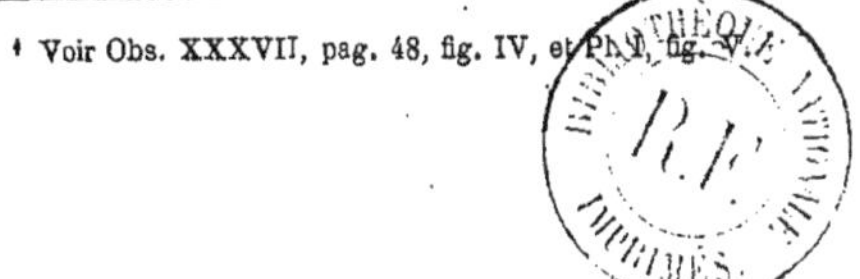

sinage de cette greffe de véritables kystes à parois translucides, très légèrement vascularisés au niveau de leur pédicule.

Voici comment je procède à ces expériences. J'enlève avec un couteau de
Beer un petit lambeau de cornée de 4 à 5 millim. de largeur sur 2 à 3 millim.
de longueur, au niveau de l'extrémité inférieure de cette membrane ; puis,
après avoir ponctionné la cornée vers son extrémité supérieure, j'introduis ce
lambeau de tissu dans la chambre antérieure de l'œil. Cette portion de la
cornée ne tarde pas à se greffer sur l'iris, elle perd sa transparence et elle se
vascularise à l'aide de vaisseaux qui lui viennent de l'iris. Dans plusieurs
expériences, j'ai vu se développer au voisinage de la greffe de véritables kystes
à parois translucides [1] et dont l'origine doit être certainement attribuée au
tissu cornéen anormalement implanté sur l'iris. Ces expériences peuvent avoir
une grande importance dans la solution d'un problème de physiologie pathologique dont je cherche depuis longtemps la solution : l'étiologie des kystes
et des tumeurs perlées de l'iris chez l'homme.

Dans les traumatismes de l'œil avec plaie pénétrante de la cornée par des
instruments peu tranchants, quand il se produit des kystes ou des tumeurs
perlées de l'iris, on doit pouvoir attribuer leur origine à la greffe sur cette
membrane de diverses portions de tissus que le traumatisme a violemment
introduits dans l'œil, de petits lambeaux de peau de conjonctive ou même
de cornée.

Mes dernières expériences prouvent que l'on peut attribuer à cette dernière origine un certain nombre de kystes qui se développent chez l'homme
consécutivement à des traumatismes avec plaie pénétrante de la cornée.»

La greffe de produits épidermiques d'origines diverses peut donc provoquer
la formation sur l'iris de kystes ou de tumeurs perlées.

Les kystes ainsi produits restent en général peu volumineux. Je n'ai pu
jamais obtenir chez les lapins, dans mes expériences, que la formation de
petits kystes séreux translucides.

Les poils peuvent-ils se greffer sur l'iris? Jusqu'à aujourd'hui mes expériences sont négatives pour ce qui est des poils dépourvus de follicules. J'ai
gardé pendant plus de huit mois des lapins qui ont facilement toléré pen-

---

[1] Pl. I, fig. XII.

dant tout ce temps la présence de poils dans la chambre antérieure de leur œil. Des poils avec leur follicule pileux conservent encore leur vitalité ; leur follicule se greffe et le poil continue à vivre.

Dans un certain nombre d'observations de Sweigger, de Rothmund, de Monoyer, de Stœber, de Ruette, de Lerche, de Florent Cunier, de Græfe, des kystes paraissent s'être développés après la pénétration de cils dans la chambre antérieure de l'œil.

Mais il est probable que les cils ont été transportés munis de leur follicule pileux. Cette théorie de la formation des kystes a été adoptée par Sweigger et même par Rothmund.

Les bulbes des poils ont paru englobés dans certains cas dans l'intérieur même des tumeurs nouvellement produites ; c'est ce que l'on a pu voir nettement dans une observation de Stœber[1], de Monoyer[2], et dans une observation que j'ai receuillie moi-même [3], et que l'on trouvera relatée dans ce travail. Tous les kystes qui se développent sur l'iris après la pénétration de cils dans la chambre antérieure présentent une structure anatomique analogue : ce sont de véritables tumeurs épithéliales ; les cellules greffées sont presque toujours, dans ce cas, des dépendances de l'épithélium cutané. Ce fait viendrait à l'appui de la théorie de Rothmund. Le poil lui-même ne se grefferait pas, mais son follicule pileux donnerait naissance à des tumeurs épithéliales iriennes.

Il résulte de mes expériences que la théorie de Rothmund, bien que proposée sans preuves expérimentales, trouve des faits, pour l'appuyer, dans l'expérimentation sur les animaux. Elle me paraît pouvoir être aujourd'hui très sérieusement soutenue en invoquant à son appui les résultats de mes expériences. Je crois avoir donné à cette théorie les bases qui jusqu'à présent lui faisaient entièrement défaut.

Des poils entraînés dans la chambre antérieure avec leur follicule pileux peuvent s'y greffer ; l'épithélium du follicule peut se développer en prenant la forme d'une tumeur, et le poil continue à vivre et à se développer dans sa nouvelle situation.

---

[1] Voir Obs. XXXIV, fig. I, pag. 45.

[2] Voir Obs. XXXVI, fig. II, pag. 47.

[3] Voir Obs. XXXVII, fig. IV, pag. 49 ; Pl. I, fig. V.

Des lambeaux de conjonctive, des fragments de peau avec leur épithélium, peuvent se greffer sur l'iris ; les épithéliums peuvent se greffer seuls ; mais les greffes sont le plus souvent complexes, elles comprennent une certaine épaisseur de tissu conjonctif qui accompagne l'épiderme ou l'épithélium. Ces tissus se greffent ou se fusionnent avec le tissu de l'iris. J'ai fait un certain nombre de préparations microscopiques de ces greffes qui ont pu me fixer sur leur nature et sur leur structure.

Il est donc possible que, dans les traumatismes violents de l'œil, des portions de peau, des lambeaux de conjonctive, puissent être arrachés et portés par des instruments tranchants ou contondants dans la chambre antérieure de l'œil, et qu'ils puissent ainsi devenir le point de départ, soit de kystes de l'iris, soit de tumeurs épithéliales.

Tous les arguments invoqués par M. Monoyer contre la théorie de Rothmund tombent devant le résultat de mes expériences. Le développement des tumeurs par greffes ne présentent rien de bien étrange ; les récidives, les généralisations de certaines tumeurs, ne sont, en, somme que des greffes à distance. Des fragments d'un épithélium qui cheminent dans les lymphatiques, et qui vont à distance produire une tumeur épithéliale dans les ganglions, ne sont que des greffes à distance. Le tissu greffé se développe, se multiplie, modifie par son influence la nature des éléments voisins, et il naît une tumeur épithéliale dans le point où un élément épithélial vient de se greffer. La généralisation de certaines tumeurs pourrait dans certains cas avoir une origine analogue et de même nature.

Il m'est impossible de dire pourquoi, dans mes expériences, certains lambeaux d'épithélium greffés ont produit un kyste, et pourquoi d'autres greffes, dans des conditions en apparence analogues, ont produit des kystes. Mais le fait expérimental est constant.

Quel est le véritable rôle de la greffe ? C'est là un point bien difficile à préciser.

La greffe adhère à l'iris, et elle se vascularise ; mais savons-nous bien si elle persiste à vivre, si elle devient elle-même, par génération et prolifération, continue une véritable tumeur par une simple déviation des phénomènes normaux de nutrition ?

L'étude des greffes épidermiques nous montre que l'épiderme peut avoir une véritable action de présence sur les tissus au niveau desquels il se greffe pour diriger le travail de la cicatrisation. L'épiderme greffé sur un tissu en voie de cicatrisation entraîne la transformation de tissus embryonnaires à type différent ; ceux-ci s'organisent, grâce à sa présence, sous forme, de véritables tissus épidermiques.

Le périoste, le tissu nerveux, le tissu musculaire, greffés, ont des influences du même genre au voisinage de tissus à type embryonnaire, tels que ceux que l'on rencontre dans les cicatrices.

La greffe, sans vivre de sa vie propre, provoque au-dessous d'elle, dans les tissus qui servent de porte-greffe, des modifications profondes et durables.

Dans les cas de greffes iriennes à la suite de traumatisme, il y aurait donc deux hypothèses : ou bien le tissu greffé subit lui-même une déviation dans ses phénomènes de nutrition, qui aboutit à la formation de kystes ou de tumeurs perlées ; ou bien l'action de la greffe, ne s'exerçant que sur l'iris lui-même, détermine la formation d'une tumeur dans un point voisin de celui qui correspond à l'adhésion du tissu greffé. Le point de l'iris où se greffe une parcelle de tissu anormalement déplacée par un traumatisme deviendrait susceptible, sous certaines influences difficiles à préciser, de développer, soit à bref délai, soit à longue échéance, une tumeur kystique ou épithéliale.

Je ne prétends pas limiter à ce seul mode pathogénique tous les kystes de l'iris ; il en est qui succèdent à de simples contusions de l'œil sans que l'hypothèse de la greffe puisse en apparence être invoquée.

Rothmund, dans une observation de kyste de l'iris, s'était demandé si un kyste congénital jusqu'alors invisible ne pouvait pas se développer à l'occasion d'un traumatisme, si des éléments appartenant originairement au tissu cutané et métamorphosés par la suite ne pouvaient pas reprendre leurs caractères primordiaux et acquérir un développement exagéré.

De Græfe [1] a observé dans l'iris de véritables kystes pilo-graisseux, des kystes dermoïdes renfermant de la graisse et des poils très nombreux et très fins. Il est certain que certains kystes de l'iris présentent quelques caractères de ces kystes congénitaux ; on y a trouvé renfermés de la graisse et des

---

[1] Observation LXXI, pag. 71.

produits épithéliaux, ils étaient contenus dans une membrane d'enveloppe fibro-élastique. Ces kystes dermoïdes congénitaux peuvent-ils se manifester à l'occasion d'un traumatisme? C'est une opinion qui me paraît parfaitement soutenable.

Les kystes développés spontanément, ou ceux qui se manifestent après une contusion de l'œil ou après un traumatisme avec plaie pénétrante, ne peuvent-ils pas être rapportés à une pareille origine ? Ne pourrait-on pas invoquer une pareille cause pour les kystes qui se développent dans l'épaisseur de l'iris, ceux qui renferment de la graisse et des éléments épithéliaux avec des parois fibro-élastiques ? C'est là une étiologie dont il faut tenir compte.

Dans une récente communication à la Société française d'Ophtalmologie en janvier 1884, M. le Dr Armaignac exposait l'ensemble de mes recherches sur l'étiologie des kystes et des tumeurs perlées de l'iris; je ne saurais mieux faire que de reproduire ici l'exposé très clair et très succinct que ce savant ophtalmologiste a présenté lui-même au Congrès d'ophtalmologie de Paris.

« Il est incontestable, disait-il à propos de mes recherches et de mes expériences, que des cils peuvent être entraînés dans la chambre antérieure de l'œil à la suite de plaies pénétrantes de la cornée consécutives à des blessures faites surtout avec des instruments peu tranchants, mais animés d'une grande vitesse ou d'une grande force.

M. Masse affirme avoir vu des cils dans l'œil d'un de ses malades vingt-quatre heures après un traumatisme de cet organe avec plaie pénétrante de la cornée. Il existe un assez grand nombre d'observations du même genre dans la science.

Les cils ainsi introduits dans l'œil humain peuvent être très longtemps tolérés ; M. Masse a pu conserver sans aucun accident, pendant plus d'un an, des lapins auxquels il avait introduit plusieurs cils dans la chambre antérieure de l'œil.

En général, quand le cil pénètre seul dans l'œil, il est toléré, et le cil ne se greffe point sur l'iris, s'il est introduit privé de sa gaîne épidermique. Si un traumatisme peut introduire des cils dans l'œil, il peut aussi bien introduire dans certains cas des fragments de conjonctive arrachés au globe oculaire, des parcelles de tissu cutané arrachées aux paupières, de petits fragments de cornée qui peuvent pénétrer, soit isolément, soit avec des cils, dans la chambre antérieure.

Rothmund avait pensé *à priori* que les kystes et les tumeurs perlées qui se développent presque toujours après des traumatismes de l'œil avec plaies pénétrantes de la cornée, pouvaient bien être dus à des greffes de tissus poussés dans l'œil par un instrument tranchant ou contondant. Il attribuait à la prolifération de ces tissus anormalement transplantés ou greffés la production tantôt de kystes et tantôt de tumeurs épithéliales sur l'iris.

M. le professeur Monoyer, combattant par des *à priori* la théorie de Rothmund, déclarait sans la moindre hésitation cette théorie inacceptable.

M. Rothmund la formulait sans l'avoir expérimentée, et M. Monoyer la repoussait sans s'être assuré par lui-même si elle était réellement fondée.

M. Masse, appelé, par les hasards de la pratique chirurgicale, à suivre dans toutes ses phases le développement d'une tumeur perlée de l'iris consécutive à une plaie pénétrante de la cornée, voulut chercher à vérifier par lui-même les différentes théories émises sur la formation de ces tumeurs. Après de nombreuses recherches bibliographiques, il recueillit un grand nombre d'observations de kystes ou de tumeurs perlées de l'iris, et il compulsa plusieurs théories contradictoires sur la formation de ces tumeurs. De l'ensemble des observations qu'il avait lues avec la plus grande attention, soit dans les journaux, soit dans les traités récents d'ophtalmologie, il résultait pour lui que plus des trois quarts des tumeurs de l'iris étaient consécutives à des traumatismes du globe oculaire avec plaie pénétrante de la cornée. Il n'y a qu'un très petit nombre de faits où des tumeurs paraissent s'être seulement déclarées après contusions de l'œil. Enfin, dans l'infime minorité des cas les renseignements sont incomplets et l'on n'arrive point à découvrir de traumatismes dans les antécédents des malades atteints de kystes, de tumeurs perlées ou de tumeurs dermoïdes de l'iris.

La fréquence des plaies pénétrantes de la cornée chez les individus atteints, soit de kystes, soit de tumeurs perlées, pouvait donner quelque vraisemblance à la théorie de Rothmund ; c'est pour cela que M. Masse établit une série d'expériences pour s'assurer si des débris de tissus appartenant à la conjonctive, à la peau ou à la cornée, pouvaient bien être facilement transplantés sur l'iris.

Ce sont les résultats de ces diverses expériences que je vais vous montrer aujourd'hui.

Sur un lapin, un petit lambeau fraîchement détaché de la conjonctive oculaire et introduit dans la chambre antérieure ne tarde pas à se greffer près du bord libre de la pupille, à se vasculariser et à prendre une forme arrondie, un teint blanc mat, en tout semblable à une petite perle que l'on ne peut s'empêcher de comparer à certaines tumeurs perlées consécutives, à des traumatismes avec plaie pénétrante de la cornée.

Une des pièces anatomiques de M. Masse est relative à une tumeur développée par ce procédé sur l'iris d'un lapin blanc ; l'animal a été sacrifié six mois après l'expérience.

J'ai tenu à vous montrer également un lapin qui a subi, dans les premiers jours de décembre, deux greffes conjonctivales dont vous pouvez juger ici, par vous-même, les résultats sur l'œil droit et sur l'œil gauche.

M. Masse a soumis à des coupes microscopiques plusieurs de ces tumeurs ; il les a trouvées presque toujours formées de tissu conjonctif revêtu de couches épithéliales.

Dans certains cas, M. Masse a vu se développer dans ces tumeurs de petites cavités kystiques ; dans plusieurs des préparations microscopiques que je puis vous montrer ici, on peut voir se former, par prolifération nucléaire, de véritables cavités kystiques au centre des greffes conjonctivales.

On peut faire pénétrer dans l'œil de petits morceaux de peau revêtus de poils ou de cils. Dans ces conditions, la greffe peut être obtenue et la tolérance peut s'établir pour ces tissus nouvellement implantés.

De petits morceaux de cornée peuvent être également transplantés dans la chambre antérieure, et le tissu cornéen se greffe tout aussi bien sur l'iris que la conjonctive ou que la peau. Les diverses pièces anatomiques relatives à ces différents genres de greffes sont très probantes à cet égard.

Pour résumer en quelques mots les recherches de M. Masse, je dirai qu'il a expérimentalement prouvé que des cils pouvaient être introduits dans la chambre antérieure de l'œil, et tolérés par les animaux, mais sans production de tumeur, les cils étant seuls introduits. Il a prouvé que des lambeaux de con-

jonctive introduits dans l'œil pouvaient se greffer d'eux-mêmes et donner nais·
sance, par leur simple contact avec l'iris, à de véritables tumeurs, tantôt pleines
et analogues à des tumeurs perlées, tantôt à de véritables tumeurs kystiques.

M. Masse a encore prouvé par ses expériences que des débris de peau et
de cornée pouvaient se greffer sur l'iris et que les animaux toléraient ces
tissus anormalement implantés. Dans ces conditions nouvelles, ces tissus
continuent à vivre, à se développer, et dans certaines cas ils ont paru donner
naissance à de véritables tumeurs.

La théorie de Rothmund peut donc compter aujourd'hui à son actif un
certain nombre d'expérimentations, aussi bien que des observations recueil-
lies de toute part en Europe.

L'expérimentation ne donne point cependant des résultats aussi nets que
son ancienne théorie *à priori* ; on ne peut point affirmer que les greffes
conjonctivales ne donnent naissance qu'à des kystes, et les greffes cutanées
à des tumeurs perlées.

Les greffes de tissus qui se font probablement dans les cas de traumatisme
de l'œil peuvent provoquer le développement de kystes à contenu séreux ou
colloïdes, à des tumeurs épidermiques, soit pures, soit mêlées de graisse et
decholestérine, soit enfin à de petits fibromes, sans que nous puissions établir
une relation toujours constante entre la nature de la greffe et la nature de la
tumeur développée. C'est au niveau de la greffe, et en général à ses dépens,
que se fait la production pathologique nouvelle. Certaines tumeurs se développent à la surface de l'iris, d'autres paraissent être intra-iriennes.

Outre le traumatisme et le fait de la greffe, il doit y avoir une troisième
condition de développement qui nous échappe et à laquelle il faut rapporter le fait de la production du kyste ou de la tumeur perlée. Certaines
tumeurs de l'iris ne se developpent que bien longtemps après le traumatisme
de l'œil.

Les kystes et les tumeurs perlées doivent-ils tous se rapporter à cette théorie ? M. le professeur Masse ne le croit pas. Il y a des kystes qui se développent après de simples contusions.

M. Masse ne pense pas qu'on doive avoir recours, pour expliquer la formation des kystes ou des tumeurs perlées qui succèdent aux contusions de l'œil,
à l'ancienne théorie du plissement de l'iris, émise par M. de Wecker.

Le traumatisme suffit à faire développer des kystes hydatiques dans un grand nombre d'organes. Certains kystes séreux de l'iris n'ont-ils pas une pareille origine quand ils se développent consécutivement à de violents traumatismes ?

Il se développe des kystes hématiques sur des organes qui ont subi de fortes contusions ; quelques tumeurs iriennes pourraient bien avoir une origine analogue.

M. Follin prétendait que le traumatisme pouvait donner une impulsion à une tumeur congénitale dermoïde, jusque-là silencieuse ou tolérée, et pour ainsi dire à l'état de germe. Le traumatisme ne peut-il pas provoquer dans l'œil le développement d'une tumeur de ce genre ?

Quelques tumeurs pilo-graisseuses de l'iris sont certainement congénitales, elles peuvent prendre à un moment donné, sous l'influence d'un traumatisme un développement rapide et manifester leur présence par des troubles fonctionnels de l'œil.

Un certain nombre de tumeurs du sein, certaines tumeurs kystiques, ont certainement un traumatisme pour véritable origine ; les contusions de l'iris pourraient bien dans quelques cas fort rares reconnaitre une pareille étiologie et faire développer tantôt des kystes et tantôt des tumeurs épithéliales.

L'influence du traumatisme seul peut donc suffire à expliquer certains kystes et certaines tumeurs perlées consécutives à de simples contusions de l'œil.

Dans les observations où les kystes et les tumeurs perlées de l'iris semblent s'être développés en dehors de toute cause traumatique, M. Masse a toujours vu que les renseignements étaient des plus insuffisants.

Il ne nous coûte point d'avouer qu'il peut cependant se faire que certaines tumeurs puissent se développer sans cause appréciable. Cet aveu nous est si souvent nécessaire quand nous poursuivons l'étiologie de la plupart des maladies, qu'il n'y a rien d'étonnant à ce que, dans certains cas de tumeur irienne, l'étiologie conserve encore une certaine osbcurité.

M. Masse a entrepris certaines expériences sur des lapins qu'il a soumis à de violents traumatismes sans plaies pénétrantes de la cornée, et il n'a pas pu obtenir ainsi, soit de dégénérescences cystoïdes de l'iris, soit de tumeurs perlées de cet organe ; mais ce ne sont là que des preuves négatives et des expériences qui n'ont pas été poursuivies assez longtemps, ni répétées assez souvent.

Un des points fort curieux de l'étiologie des tumeurs iriennes d'origine traumatique, c'est le temps quelquefois fort long qui sépare le développement de la tumeur, du traumatisme qui paraît en être la cause. Il a fallu quelquefois un an, deux ans, huit ans, vingt-huit ans même dans une observation de M. de Wecker, pour qu'un kyste ou une tumeur perlée se développe après un traumatisme.

Un enfant de 4 ans, blessé avec la pointe d'un couteau, ne vit se développer son kyste de l'iris que vingt-huit ans après son premier accident, à l'âge de 32 ans.

La tumeur paraît rester en germe pendant longtemps ; puis, sous l'influence d'une cause occasionnelle qui échappe le plus souvent au malade, la tumeur grandit et se développe, et ce n'est que lorsqu'elle a pris un certain développement que le malade s'en aperçoit et consulte un chirurgien.

La greffe peut se faire avec de forts petits débris de tissus, et pendant longtemps elle reste ignorée du malade et du chirurgien. Les tissus greffés continuent à vivre, mais ils ne s'accroissent ordinairement que fort peu. Cependant dans quelque cas, entre autres dans une observation de M. Masse, on à vu des kystes ou des tumeurs perlées se développer très peu de temps après le traumatisme. Le plus souvent cependant, il faut une cause déterminante nouvelle, une perturbation des fonctions de nutrition, soit des tissus greffés, soit de l'iris au niveau de la greffe, pour qu'une tumeur se développe.

L'influence du traumatisme sur la production des tumeurs de l'œil ne peut donc pas être expérimentalement résolue en quelques jours. L'expérimentateur doit étudier les résultats des greffes et des traumatismes après de longues périodes de temps ; le temps seul peut donner une grande valeur aux expériences entreprises. »

L'exposé de mes recherches et de mes travaux, fait par M. Armaignac à la Société française d'Ophtalmologie, résume presque complètement ce que je pense de la question d'étiologie des kystes, des tumeurs perlées et dermoïdes de l'iris.

Les expériences que j'ai faites viennent confirmer pleinement les déductions que l'on peut tirer des nombreuses observations qui ont été publiées. Je suis loin d'être exclusif, on le voit par ce qui précède ; si le plus grand nombre des kystes et des tumeurs perlées peuvent reconnaître la greffe comme origine, il y en a cependant qui ne sont dus qu'au traumatisme sans plaie pénétrante de la cornée. Dans les traumatismes avec contusion sans plaie pénétrante de la cornée, on peut même pour l'étiologie avoir encore recours à la théorie de la greffe. Pourquoi n'admettrait-on pas que des éléments anatomiques, des fragments de la membrane de Descemet, par exemple, peuvent être détachés par la violence du traumatisme, et venir se greffer sur l'iris et produire plus tard une tumeur ?

J'admets l'origine hématique de certains kystes, voire même, en l'absence de toute autre cause, le développement spontané dans un certain nombre de tumeurs. Mais ce qui résulte de toutes mes recherches, c'est que l'on peut rapporter presque toujours à des greffes l'origine de la plupart des kystes, des tumeurs perlées et même des tumeurs dermoïdes de l'iris.

M. le Dr Giraud-Teulon, dans un fort remarquable Rapport fait à la Société de Chirurgie, le 25 février 1881, s'est déclaré convaincu, par mes expériences, du mode d'étiologie que j'ai proposé pour les kystes et les tumeurs perlées de l'iris.

Pour lui, « les tumeurs perlées reconnaissent pour origine une greffe épithéliale ou épidermique.

» Quant aux kystes proprement dits (les poches séreuses), leur origine, dit-il, est-elle différente ? La naissance de néoplasies par hétérotopie est trop bien démontrée pour que tel ne puisse pas être le mode de formation de ces sortes de tumeurs dans l'iris.

» Cependant la conjonctive est, d'autre part, un lieu d'origine spontanée assez fréquente de ces kystes, pour que le même mode d'entraînement traumatique et de greffe consécutive des cellules de son stroma ou de ses épithéliums sur l'iris ne puisse déterminer leur formation ultérieure dans la chambre antérieure. Il est vrai que dans le cas de ces derniers (kystes séreux), la concomitance d'une plaie pénétrante de la chambre antérieure est moins expressément fréquente, et s'il coexiste le plus souvent dans leur histoire une circonstance traumatique, la condition de la pénétration d'un élément étranger est moins incontestable ; il s'agit plutôt, dans ces derniers cas, d'une contusion violente ayant amené une luxation du cristallin ou une dilacération de la zonule de Zimm, que d'une plaie pénétrante. Il y a donc place pour les deux mécanismes : la production spontanée d'un kyste séreux formé aux dépens des éléments zonulaires ou du tissu connectif du stroma de l'iris, et la formation d'un kyste par introduction d'éléments conjonctifs, car il faut certainement faire une place ici à la pénétration. Chacun sait combien souvent de petites cicatrices cornéales sont sujettes à échapper à la vue particulièrement dans le limbe scléral, leur siège d'élection [1]. »

Dans les greffes de lambeaux de conjonctive ou de peau, on pourrait encore faire jouer un certain rôle aux glandes que renferment normalement les tissus greffés. M. Giraud-Teulon faisait remarquer avec beaucoup de raison qu'il n'était pas rare de voir la conjonctive bulbaire ou palpébrale devenir le siège des kystes et de tumeurs. Il n'est pas étonnant que ces tissus, en se greffant, puissent devenir le siège de produits pathologiques.

Dans une communication que je faisais en 1881 au Congrès des Sociétés savantes à la Sorbonne, je m'exprimais ainsi :

« Les greffes conjonctivales ont produit chez mes animaux en expérience, tantôt des tumeurs épithéliales perlées et tantôt des kystes.

Une seule greffe conjonctivale a pu produire en même temps une tumeur épithéliale et un kyste. Sur un lapin, j'ai obtenu par une greffe conjonctivale, sur l'œil droit, la production simultanée d'une tumeur épithéliale et d'un kyste ; sur l'œil gauche, une greffe de la même nature n'avait produit qu'un kyste.

Les tumeurs épithéliales se sont probablement développées aux dépens des éléments épithéliaux de la muqueuse. En examinant au microscope de petites tumeurs épidermiques produites par des greffes conjonctivales, j'ai vu qu'il existait au milieu de certaines d'entre d'elles de véritables cavités kystiques. Les kystes se forment-ils au sein des productions épithéliales ; prennent-ils naissance dans la portion dermique de la muqueuse ? C'est un point

---

[1] On a vu dans nos observations que l'existence d'un traumatisme avec plaie pénétrante de la cornée a été tout aussi souvent notée pour les kystes séreux que pour les tumeurs perlées.

14

que de nouvelles recherches me permettront sans doute d'élucider. La conjonctive greffée peut renfermer des glandes, surtout si le lambeau conjonctival appartient au cul-de-sac oculo-palpébral. Il ne serait pas étonnant que
les glandes ainsi greffées, dans une situation absolument anormale et nouvelle pour elles, donnassent naissance à des kystes. On peut faire des hypothèses analogues au sujet des glandes sébacées transplantées sur l'iris dans
les greffes cutanées.

La greffe ne comprend donc pas seulement des éléments anatomiques,
des cellules épithéliales et du tissu conjonctif, mais elle peut renfermer des
organes complexes, comme les glandes conjonctivales, les follicules pileux et
les glandes sébacées.

Les glandes sébacées annexées aux cils peuvent-elles devenir le point de
départ de ces kystes, à parois épaisses, qui contiennent des amas épithéliaux
et de la graisse ? Les glandes conjonctivales donnent-elles naissance aux
kystes séreux ; les follicules pileux forment-ils les tumeurs épidermiques ?
Ce sont là de pures hypothèses que des expériences nouvelles pourront seules
trancher.

Les greffes conjonctivales m'ont donné simultanément des tumeurs épidermiques et kystiques. Il est probable que c'est surtout par la prolifération
de la couche épithéliale de la greffe que prennent naissance les nouvelles
tumeurs kystiques que l'on obtient par ce procédé.

Les conditions spéciales de nutrition dans lesquelles se trouve une greffe
qui baigne dans l'humeur aqueuse et qui repose sur un tissu aussi riche-
ment vascularisé que l'iris, doivent avoir une certaine influence sur le résultat de la prolifération des tissus greffés. »

M. le professeur Gross [1] (de Nancy) s'est occupé de l'étiologie des tumeurs
perlées en général, dans un article des plus intéressants publié dans la *Revue
médicale de l'Est* les 1er et 15 octobre 1884.

M. Gross aborde l'étude de ces tumeurs, à propos de deux observations
de tumeurs perlées des doigts.

Dans une de ses observations, on a noté, comme antécédent d'une tumeur

---

[1] Communication à la Société de Médecine de Nancy, dans sa séance du 15 janvier 1883.

perlée du pouce, que vingt-quatre ans auparavant le malade s'était blessé au doigt au point même où s'est developpée plus tard une tumeur perlée. Le point où le malade s'était piqué avec une esquille de bois a été, quelques mois après, le siège d'une tumeur d'abord très petite ; mais cette tumeur ne s'est développée que plus tard, de façon à gêner le malade et à réclamer l'intervention d'un chirurgien.

La tumeur se composait d'une enveloppe kystique fibrillaire et d'un contenu de cellules épithéliales et de graisse.

Dans une autre observation de tumeur perlée du médius, le malade, qui s'était blessé avec une pointe en cuivre, a vu se développer, dix-huit mois après, une tumeur de la grosseur d'un pois. Cette tumeur est restée stationnaire environ six ans ; ce n'est qu'après ce temps qu'elle prit un développement assez considérable pour qu'on se décidât à l'enlever. La tumeur était cons'ituée par une enveloppe de tissu conjonctif et par un contenu de cellules épithéliales, par de la graisse et de la cholestérine.

M. Gross fait observer qu'il y avait une continuité très nette entre l'épiderme du doigt et la paroi même de la tumeur. Si l'on examine, dit-il, la façon dont l'épiderme du doigt se comporte au pourtour des parties, on voit les couches profondes de cet épiderme se terminer en pointe à ce niveau. Tout au contraire, les couches superficielles se recourbent autour de cette pointe, qu'elles coiffent en quelque sorte, et vont se continuer sans aucun signe de démarcation avec la paroi même de la tumeur.

M. Gross rapproche les tumeurs perlées des doigts des tumeurs perlées de l'iris. La formation des tumeurs perlées de l'iris par greffe irienne, dit-il, étant un fait parfaitement démontré, ce mode de développement ne serait-il pas applicable aux tumeurs perlées observées dans d'autres organes ?

A priori, l'hypothèse d'une greffe épidermique profonde semble, dit-il, bien admissible pour expliquer l'origine des deux tumeurs que nous avons rencontrées. Dans ces deux cas, l'apparition de la tumeur a succédé au traumatisme des doigts. Dans plusieurs observations citées par Rivet, le traumatisme est encore noté dans les antécédents.

N'est-il pas permis dès lors d'admettre qu'une petite parcelle de la couche de Malpighi a été refoulée, enfoncée sous le derme dans le tissu cellulaire sous-jacent ? Continuant à végéter, elle a donné naissance à des cellules épidermiques, absolument comme dans la greffe irienne consécutive au traumatisme de la cornée.

M. Gross ne donne que comme une hypothèse sa théorie de la greffe épidermique profonde.

«Quoi qu'il en soit de ces complications, d'ailleurs très discutables, dit-il, il est certain que la grèffe épidermique profonde ne pourra être admise qu'après démonstration expérimentale, et, pour étudier la question de l'origine des tumeurs perlées des doigts, il faudra suivre l'exemple de M. Masse et instituer des expériences analogues à celles qu'il a si heureusement réussies. Pour l'heure, la greffe épidermique profonde ne saurait être qu'une hypothèse que je signale aux expérimentateurs.»

J'ai obtenu de véritables tumeurs cutanées par greffe en plaçant sous la peau d'un jeune rat des fragments de peau d'un rat à peine âgé de trois jours. Cette expérience vient réaliser les prévisions de M. le professeur Gross (de Nancy), en ajoutant une preuve de plus à l'appui de la formation par greffe des tumeurs perlées sous-cutanées.

La théorie de la formation des tumeurs perlées par greffe est inadmissible pour les tumeurs que l'on rencontre dans les méninges, dans les os et dans l'oreille ; il est bien certain que dans ces cas, comme dans les kystes et les tumeurs perlées de l'iris, il faut chercher ailleurs le mode spécial suivant lequel ces tumeurs se produisent.

Rindfleisch et Lancereaux considèrent les tumeurs perlées intra-crâniennes comme des endothéliomes situés sur le trajet des vaisseaux.

Pour MM. Cornil et Ranvier, les tumeurs perlées intra-crâniennes ne seraient qu'une forme de sarcome angiolithique dont les éléments ressembleraient aux cellules endothéliales des veines. Billroth et Winiwater désignent ces tumeurs sous le nom de sarcomes villeux ; ils croient qu'elles prennent leur origine dans les gaînes vasculaires.

Cruveilhier et Virchow ont décrit des tumeurs perlées intra-crâniennes d'aspect nacré et sans vaisseaux, qui se rapprocheraient, par leur aspect, des tumeurs perlées de l'iris et de celles des doigts.

La plus grande obscurité règne sur l'origine et la nature des tumeurs perlées de l'oreille, ainsi que sur l'origine des tumeurs perlées des os.

Les tumeurs perlées de la peau ont été considérées, tantôt comme des tumeurs par rétention des follicules pileux et tantôt comme des lésions des glandes sudoripares.

On a désigné sous le nom de tumeurs perlées certaines tumeurs que l'on trouve dans l'ovaire, dans le testicule, sur certaines muqueuses, sur celle de la trompe et sur la muqueuse sublinguale.

Il est certain que toutes les tumeurs désignées sous le nom de tumeurs perlées n'ont ni la même structure ni la même origine.

Certaines tumeurs dites perlées ne sont que des sarcomes angiolithiques, d'autres sont de véritables tumeurs dermoïdes congénitales ; enfin il existe un groupe bien défini de tumeurs perlées d'origine traumatique produites par des greffes épidermiques profondes.

Avec M. Gross (de Nancy), nous considérons comme se rattachant à ce mode d'origine la plupart des tumeurs perlées de l'iris, et les tumeurs du tissu cellulaire sous-cutané, par exemple celles des doigts.

Il existe bien certainement sur l'iris des tumeurs dermoïdes d'origine congénitale, mais les faits de ce genre sont très rares. M. Gross (de Nancy) considère comme de véritables tumeurs dermoïdes certaines tumeurs perlées des téguments (peau et muqueuse), celle des os et de l'oreille, et peut-être aussi certaines tumeurs intra-crâniennes.

Certaines tumeurs perlées se rapprochent des kystes dermoïdes, et il est possible que certaines d'entre elles soient congénitales. Il existe bien certainement un groupe de tumeurs congénitales dues à un accident survenu pendant le développement embryonnaire, soit au niveau des fentes ou des cavités naturelles, soit partout ailleurs, par l'inclusion d'une petite portion du tégument externe.

La présence de tumeurs dermoïdes au voisinage du cristallin ne saurait nous étonner, étant donnée l'origine de cet organe. Les tumeurs dermoïdes de l'iris, qui contiennent un grand nombre de poils au milieu de produits épithéliaux et de cholestérine, ont certainement une origine de ce genre.

La tumeur dermoïde peut rester en germe ou se développer suivant les circonstances. Un traumatisme peut donner une impulsion à la prolifération, à un germe morbide jusque-là resté inerte.

On expliquerait ainsi le développement de certaines tumeurs dermoïdes qui ne se sont montrées qu'après un traumatisme plus ou moins violent.

J'ai obtenu par des greffes péritonéales de véritables tumeurs dermoïdes ; ces expériences m'ont donné des résultats qui me paraissent pouvoir éclairer d'un jour nouveau la question si délicate et si controversée de l'étiologie de ces tumeurs.

Les transplantations de tissus organiques dans la cavité péritonéale ont donné des résultats assez variés. Hunter dit avoir greffé avec succès le testicule d'un coq, dans le ventre d'une poule.

M. Paul Bert a introduit des utérus, des cornes utérines et des ovaires de rats dans la cavité péritonéale de rats. Les organes, dit-il, se sont hypertrophiés, mais le produit a disparu, les matrices s'étant transformées en des kystes purulents : une mâchoire de rat nouveau-né, une patte d'oiseau, une queue de têtard, ont pu se greffer, dit-il, sans accidents dans le péritoine. Mantegazza a fait quelques expériences de transplantations péritonéales ; Schiff a greffé dans la cavité péritonéale d'un chien un corps thyroïde qu'il avait extirpé au cou de ce même animal ; le corps thyroïde ainsi implanté parait avoir continué à fonctionner, puisque l'animal a pu supporter sans accident l'ablation de ses deux corps thyroïdes, à condition de les avoir implantés dans son péritoine. J'ai voulu faire à mon tour quelques expériences de greffes péritonéales pour rechercher quel serait le sort des tissus ainsi transplantés.

J'ai fait le 20 décembre 1884 mes expériences sur des rats blancs adultes. Après avoir ouvert, par une incision sur la ligne blanche, le ventre de plusieurs de ces rats préalablement anesthésiés par le chloroforme, j'ai introduit dans leur cavité péritonéale un membre supérieur, au moment même où je venais de l'amputer à un jeune rat qui venait de naître.

J'ai fait la même expérience avec un lambeau de peau, avec un œil enlevé, au même animal encore vivant.

La cavité abdominale a été suturée avec grand soin et les rats ont été mis en liberté. L'opération est pour ainsi dire passée inaperçue chez les animaux qui ont reçu les greffes ; ceux-ci se sont mis à courir et à manger. Soixante-sept jours après, le 27 février 1885, j'ai incisé de nouveau la paroi abdominale de ces rats et j'ai trouvé qu'il s'était formé de véritables kystes dermoïdes dans le grand épiploon. J'ai trouvé des poches fibreuses assez denses de différent volume, les unes grosses comme de petites noisettes, d'autres comme un grain de groseille. Ces poches renfermaient pour la plupart un contenu caséeux jaunâtre formé de pus, de cristaux de cholestérine, de cellules épithéliales et de poils. Tous les autres tissus avaient complètement disparu, il ne restait plus que quelques lambeaux de derme. Je n'ai trouvé aucune trace des organes eux-mêmes que j'avais introduits dans le péritoine ; je n'ai pu retrouver aucun débris des tissus musculaires, des cartilages et des os, dont je cherchais à obtenir la greffe.

Ces tumeurs artificiellement obtenues étaient identiques comme structure aux kystes dermoïdes pilo-graisseux que l'on rencontre à la face et au cou ; leur contenu était grumeleux, semblable à du fromage mou, d'une couleur jaunâtre. Au microscope, on trouvait un mélange d'écailles, de cellules épidermiques et de matière grasse granuleuse contenue dans des cellules à l'état de liberté, des cristaux de cholestérine et des poils.

Les résultats de mes expériences justifient l'explication proposée par M. Verneuil pour rendre compte de la formation des kystes dermoïdes.

M. Verneuil, on le sait, explique l'origine des kystes dermoïdes du cou et de la face en admettant qu'au moment du développement embryonnaire un sac de peau normal a été anormalement emprisonné dans les tissus. Cet accident de l'évolution embryonnaire s'expliquerait, d'après lui, par des adhérences profondes de la peau au périoste ; on trouve en effet qu'un certain nombre de tumeurs dermoïdes sont rattachées profondément au périoste par des brides fibreuses.

Dans mes expériences, l'inclusion dans le péritoine d'une portion de peau d'un animal très jeune a donné lieu au développement d'un kyste rempli d'épithélium, de poils et de graisse, en tout semblable aux kystes dermoïdes pilo-graisseux de la face et du cou.

Dans une de mes expériences, sur une des poches kystiques dont j'ai obtenu la formation, on voyait même des poils implantés sur les parois. Il y avait dans ce kyste un contenu caséeux renfermant du pus, de la graisse, des cristaux de cholestérine et des poils détachés.

Les tumeurs dermoïdes se rattacheraient donc elles-mêmes à la théorie de la greffe.

La peau, soumise au moment du développement embryonnaire à une inclusion dans une fente branchiale, serait dans des conditions analogues aux tissus implantés ou greffés.

Il n'est donc pas étonnant qu'on puisse expérimentalement reproduire les tumeurs qui sont le résultat d'une inclusion fœtale en se plaçant dans les mêmes conditions où ces tumeurs se forment chez le fœtus.

La poche kystique qui s'était formée autour de l'œil greffé dans le péritoine renfermait un contenu séreux, et l'on voyait sur les parois du kyste une tache pigmentaire qui correspondait à la greffe du sac irido-choroïdien.

La théorie qui rattache le développement d'un certain nombre de tumeurs dermoïdes à l'inclusion d'une portion d'un petit repli cutané qui tapissse les bords d'une fente branchiale (kystes de la face et du cou), trouve donc dans mes expériences une confirmation des plus nettes.

La peau du jeune rat, greffée dans la cavité péritonéale, a donné naissance à des kystes pilo-graisseux, en tout identiques aux tumeurs dermoïdes qui se développent au voisinage des fentes branchiales du fœtus.

L'inclusion du bourgeon cutané qui sert à former le cristallin pourrait expliquer l'origine de certaines tumeurs dermoïdes de l'iris qui se développent sans plaies pénétrantes de la cornée.

Une greffe dermique fœtale pourrait être l'origine de certaines tumeurs dermoïdes qui pourraient rester à l'état latent chez l'enfant et se développer chez l'adulte, soit spontanément, soit à l'occasion d'un traumatisme.

Il y a certainement des tumeurs et des kystes dermoïdes qui échappent à cette explication, telles que les kystes dermoïdes profonds, ceux que l'on trouve dans les poumons, dans le diaphragme, dans le cerveau, etc., etc.

Certains kystes dermoïdes que l'on trouve loin de toute fente branchiale renferment des dents, des verrues, des condylomes, des cornes même, des portions d'os, de cartilage et quelquefois même, comme dans les tumeurs tératologiques périnéales, un mélange confus de plusieurs tissus : tissu musculaire, tissu nerveux, tissu osseux, cartilagineux, épiderme et tissu pathologique même. On rencontre quelquefois dans ces tumeurs les éléments du sarcome mélangés à des tissus normaux.

On admet aujourd'hui que ce sont là des formations hétérotopiques ; mais ce mot ne cache absolument que notre ignorance.

Cohnheim rattache l'origine de toutes les tumeurs à des amas de groupes cellulaires formés en trop dans l'embryon, *égarés* ou n'ayant pas trouvé leur place dans la formation régulière des organes. Ce seraient là des tissus *anormalement implantés* dont le développement ultérieur, sous forme de tumeurs, pourrait se faire sous l'influence de causes diverses, causes trauma-tiques ou autres.

Cette théorie rattacherait à des troubles survenus pendant la vie embryon-naire la cause des tumeurs développées plus tard chez l'enfant ou chez l'adulte, les tumeurs tératologiques et les tumeurs pathologiques elles-mêmes.

Un traumatisme déplacerait certains éléments anatomiques au moment même de leur formation; ces éléments anatomiques déplacés vivraient comme des tissus implantés, pouvant se perdre au milieu de la masse des tissus normaux et rester longtemps ignorés. Ces germes subiraient plus tard, sous des influences traumatiques ou autres, *une initiation à la croissance*, ainsi que le dit Cohnheim. On rattacherait à des troubles survenus pendant l'évolution embryonnaire le développement de tumeurs dermoïdes, tératolo-giques et pathologiques même.

Toutes les formations de tumeurs s'expliqueraient par des transplantations et des implantations de tissus datant en général du développement embryon-naire. Dans certains traumatismes, nous voyons des tumeurs se développer par de semblables procédés, et nous arrivons à reproduire expérimenta-lement ainsi sur les animaux de véritables formations pathologiques.

La théorie de la parthénogénèse de Meckel, celle de l'inclusion des germes et de leur pénétration réciproque, celle de la superfétation, ne peuvent plus être soutenues pour expliquer la formation des tumeurs dermoïdes. Certaines inclusions fœtales vraies, survenues chez des femmes adultes, s'expliquent par des grossesses ovariques et péritonéales ; mais la même théorie ne peut plus être invoquée pour les tumeurs dermoïdes ou tératologiques que l'on observe chez des filles vierges et sur des hommes même.

L'origine de certaines tumeurs dermoïdes, celles qui se développent près des fentes branchiales, celles de l'iris, s'expliquent par la théorie de l'implan-tation cutanée, de l'inclusion de tissus anormalement déplacés. La théorie dite des formations hétérotopiques, généralement adoptée pour expliquer la formation des tumeurs dermoïdes profondes, me paraît pouvoir être avan-tageusement remplacée par celle qu'a proposée Cohnhein; celle-ci se rattache indirectement à la théorie de la formation des tumeurs par des transplan-tations organiques, par des implantations et des greffes.

15

Dans la question spéciale qui m'occupe, celle de l'étiologie des kystes, des tumeurs perlées et des tumeurs dermoïdes de l'iris, la théorie de la greffe suffit à elle seule à expliquer presque tous les faits dans lesquels le traumatisme joue un rôle important, soit qu'il y ait eu plaie pénétrante de la cornée avec possibilité de pénétration d'une greffe, soit qu'il y ait eu seulement une violente contusion de l'œil, un coup portant sur la cornée et sur l'iris.

Les tumeurs dermoïdes elles-mêmes se rattachent indirectement à 'a théorie précédente, puisqu'elles seraient dues à des inclusions ou à des transplantations de tissus qui se seraient faites pendant le développement embryonnaire.

On verra par mes observations que, dans tous les faits qui paraissent avoir été recueillis avec soin, l'existence d'un traumatisme a toujours été constatée, qu'il s'agisse d'un kyste, d'une tumeur perlée de l'iris ou même d'une tumeur dermoïde de l'iris.

Le rôle que jouent à la fois le traumatisme et la greffe dans l'étiologie de ces tumeurs est doublement établi par la clinique et par l'expérimentation.

Mes expériences ont été soumises à de nombreux contrôles en *Allemagne*, en *Hollande*, en *Suisse* et en *Italie*.

Dooremaal[1] paraît être le premier expérimentateur qui ait cherché, sous l'inspiration du professeur Donders, à résoudre par des expériences la question d'origine des kystes et des tumeurs de l'iris.

Ses recherches datent de 1873 ; quand j'ai entrepris mes expériences en 1879, je ne connaissais pas les travaux qui avaient été faits en Allemagne sur ce même sujet.

J'emprunte à un travail récent de Hosch[2] (de Bâle) le résumé des expériences de Dooremaal, de Goldzieher, de Schweninger, de Humbold et de Berthod, qui ont précédé les miennes.

Dooremaal, dit Hosch (de Bâle), introduisit des corps étrangers inertes et des tissus vivants (tissus animaux et végétaux) dans l'iris de chiens et de lapins.

---

[1] *Diss.*, Utrecht, 1873 (*Deutsch. in Gräfe's Arch.*, 1873, 3, S. 359.)

[2] Fr. Hosch (de Bâle) ; *Expérimentalle Studien über Iricysten*, etc. *Virchow's Archiv.*, neun. Band, 1885).

Il fit quinze expériences. Le temps d'observation dura de un à quatre mois. Les corps inertes furent éliminés, il en fut de même des tissus végétaux ; cependant dans quelques cas on put voir s'enkyster quelques corps inertes et quelques fragments de corps végétaux.

Quand il s'agissait au contraire de tissu animal, dans ses expériences, von Dooremaal a quelquefois constaté l'expulsion de la greffe, mais le plus souvent la greffe se développait en conservant une structure analogue au tissu dont elle provenait.

Dans un cas où l'auteur avait introduit sur l'iris un petit morceau de papier blanc, le papier s'étant enkysté, la partie interne de la cavité se recouvrit d'une couche épaisse d'épithélium pavimenteux. Il ne serait pas étonnant que le développement fût dû dans ce cas à de petites portions d'épithélium cornéen entraîné par le morceau de papier au moment de sa pénétration dans la chambre antérieure de l'iris. Parmi les tissus vivants, dans les expériences de von Dooremaal, ceux provenant de la *cornée* ou du *périoste* furent aussi éliminés ; un lambeau d'épiderme produisit une panophtalmie ; dans le reste des expériences, les particules introduites devinrent partie intégrante de l'œil, et se couvrirent de vaisseaux. Un lambeau de conjonctive prit un caractère fibroïde. Un morceau de muqueuse évolua en tumeur arrondie, fort semblable à un *épithélium perlé* de Monoyer.

Au point de vue du développement des kystes, ces recherches ne donnèrent aucun résultat parce qu'il ne se formait pas, à vrai dire, d'enveloppes kystiques autour des corps étrangers.

Dans les années suivantes, en 1874, ces expériences furent reprises par Goldzieher [1] sur cinq lapins.

Goldzieher arriva également à la conclusion, que les tissus organisés introduits dans la chambre antérieure de l'œil reprenaient bientôt vie, c'est-à-dire rentraient dans le système de la circulation générale de l'animal en expérience.

Suivant cet auteur, la destinée des tissus implantés varie : ils s'enkystent, s'accolent à une partie quelconque de la chambre antérieure et s'arrêtent dans leur développement, ou bien ils continuent à se développer en totalité

---

[1] *Arch. f. exper, Path. u Pharm.*, 1874, 2, S. 387.

ou dans certaines de leurs parties. Il est digne de remarque que dans une expérience un morceau de muqueuse nasale donna lieu à un kyste de l'iris avec un revêtement d'épithélium régulier.

Goldzieher a transplanté avec succès dans la chambre antérieure des morceaux de conjonctive, de cornée et de nerfs. Dans certains cas, la greffe de ces tissus amenait la formation d'un kyste avec un revêtement épithélial ; dans d'autres transplantations, Goldzieher observait une simple hyperplasie des tissus greffés ; enfin, certaines greffes s'enkystaient et se résorbaient sans produire aucune néoplasie.

Schweninger [1], en 1875, fit des implantations dans la chambre antérieure de l'œil de chiens et de lapins avec des cheveux qui avaient encore autour de leur bulbe leur gaîne radiculaire.

Des douze expériences qu'il fit (durée : 7 à 72 jours), il en résulta que la gaîne radiculaire s'implantait directement sur l'iris. Dans un cas, que Schweninger considère comme un kyste commençant, le poil était tombé et le tissu iridien était entré en connexion avec les cellules de la gaîne.

Hosch ne croit pas que ce cas puisse être donné comme prouvant la formation par greffe d'un véritable kyste. La cavité, qui était très contestable, pouvait être formée, dit-il, par l'emplacement du poil, même si elle s'accroissait.

Dans des transplantations de poils, on a vu quelquefois autour du bulbe des amas d'épithélium pavimenteux. Le poil, dans ces conditions, peut continuer à vivre, ou bien il peut s'atrophier.

Gallenga [2] a vu un cil pénétrer dans la chambre antérieure de l'œil chez un malade qui avait subi une iridectomie. Ce poil fut enlevé à l'aide d'une incision de la cornée ; l'observation microscopique montra qu'il était en voie d'atrophie. Le même observateur a recueilli un deuxième fait de pénétration de cil dans la chambre antérieure, chez un malade qui avait eu une plaie pénétrante de l'œil ; le poil enlevé par une incision de la cornée était également en voie d'atrophie.

Al. Humbold (de Horn) a fait des expériences de transplantation chez des chiens, des chats et des lapins ; ses expériences sont assez analogues à celles de Goldzieher.

[1] *Zeitschr. f. Biologie*, **XI**, S. 341.
[2] *Giornale della R. Accademia di Medicina di Torino*, fasc. 1, 2. Gennaio, febbr. 1885.

Dans le n° 18 de la *Berl. klin. Woch.* de 1878, se trouve encore mentionné un travail de Berthold, dans lequel on fait allusion à des recherches ultérieures qui n'ont pas été poursuivies. Suivant cet auteur, des portions de tissus introduits dans la chambre antérieure de l'œil produisaient de la panophtalmie s'ils étaient trop gros, et ils s'entouraient d'un exsudat inflammatoire s'ils étaient de petit volume.

« Zahn[1], dans ses travaux sur le sort des tissus implantés dans l'économie, a également analysé les recherches de Von Dooremaal et de Goldzieher.

» Ces savants, dit le professeur Zahn, ont démontré que les épithéliums peuvent augmenter en nombre et même proliférer après avoir été ainsi greffés sur l'iris, de telle façon qu'ils donnent naissance à des néoplasmes pathologiques simples, à des kystes par exemple.

» Du tissu conjonctif et des vaisseaux partis de l'iris viennent les réunir. Des fibres musculaires lisses peuvent conserver leurs fonctions et donner naissance à des mouvements péristaltiques.

»Un fragment de trompe transplanté dans l'œil par Goldzieher fut atteint d'hémorrhagie ; ce fait, dit Zahn, prouve que les tissus implantés peuvent même subir des lésions.

» Les transplantations de nerfs n'ont donné à Goldzieher aucun bon résultat, ces tissus se sont en général résorbés et ont disparu. Leopold[2] a réussi à greffer du tissu cartilagineux fœtal dans la chambre antérieure de l'œil et à produire ainsi de véritables enchondromes. Zahn a greffé de l'enchondrome dans la chambre antérieure de l'œil ; mais la greffe de ce tissu pathologique s'est résorbée, la substance fondamentale est devenue fibrillaire ; autour des fragments se trouvaient un amas de cellules pigmentaires. »

Le Dr Hosch, pendant l'hiver 1880-81, a repris à l'Institut d'anatomie pathologique de Bâle mes expériences de greffes dans la chambre antérieure de l'œil.

Il a fait comme moi des expériences sur des lapins. J'ai choisi, dit-il, uniquement des tissus qui, introduits dans l'œil par une blessure, pussent pas-

---

[1] Zahn : *Sur le sort des tissus implantés dans l'organisme.* Congrès de Genève, 1878.

[2] Leopold : *Experimentalle Untersuchungen über die Etiologie der Geschwülste.* (*Arch. für patholog. Anat.*, 1881, tom. LXXXV, pag. 283.)

ser pour donner lieu à des kystes de l'iris tels que dés cils, de l'épithélium cornéen, de la conjonctive bulbaire, de la peau des paupières.

Tout d'abord, je dois confirmer ce fait que tous les expérimentateurs ont constaté, à savoir : que la chambre antérieure constitue un champ très favorable pour de telles expériences. La petite opération est en ce point absolument sans danger ; le corps étranger implanté est bien supporté s'il n'est pas trop gros et s'il est propre ; et finalement on peut constater et suivre toutes les modifications qui se produisent aussi bien dans le corps introduit que dans l'œil lui-même à chaque moment et avec la plus grande sûreté et la plus grande commodité.

Mes recherches se sont étendues à 15 lapins, sur lesquels j'ai fait 55 implantations dans la chambre antérieure.

J'ai choisi de préférence des animaux blancs ou gris jaunâtre, parce que chez les noirs l'iris possède en avant une couche très épaisse de pigment, ce qui rend naturellement très difficile l'examen des modifications qui se produisent à sa surface. La petite opération était faite de manière que la petite blessure produite par la lance à iridectomie fût placée au bord même de la cornée, de façon à y introduire les corps étrangers à implanter avec une pince à iris, une fine sonde d'argent ou une épingle à réclination et à les pousser contre l'iris. Pour les cheveux, l'extrémité a été complètement introduite dans la blessure et le tout poussé ensuite dans la chambre antérieure.

Dans 13 cas, des cils et des cheveux de l'animal en expérience ont été introduits de façon à ce que la racine reposât sur la surface même de l'iris. Il est très rare que ceux-ci aient été rejetés par la blessure dans les premiers jours. Le plus souvent, ils ne changeaient même pas de position, mais restaient, sans aller à droite ou à gauche, à leur place primitive. La durée des expériences a varié de 17 à 148 jours.

Hosch a vu dans ses expériences que les poils ne se greffaient pas; au contraire, le tissu de l'iris s'accole complètement à la membrane externe de la racine et lui envoie des prolongements contenant des cellules de pigment et des molécules pigmentaires. La connexion avec l'iris s'établit seulement du côté de la gaine qui le touche, de sorte que le poil avec sa gaine a l'air d'une excroissance papillaire de la surface de l'iris qui arrive jusqu'à la face in-

terne de la cornée. Le poil tombe-t-il de sa gaîne, ce qui est arrivé effective-
ment dans beaucoup de préparations, nous avons, dit-il, devant les yeux la
figure de ce que Schweninger considère, à tort selon moi, comme le début
d'un kyste.

De petites particules de la couche la plus superficielle de la cornée ont
été 9 fois employées par Hosch pour l'implantation et laissées de 48 à 136
jours. Ici encore tout se passa en général sans irritation. Dans quelques cas
seulement et dans les premiers jours apparut une sorte de concrétion fibri-
neuse dans la pupille, qui disparut bientôt et qui une fois seulement persista
et fit disparaître le corps étranger. L'examen microscopique donne presque
toujours le résultat suivant : ou bien une petite tumeur, peu saillante sur
l'iris, implantée dans un renfoncement de la couche antérieure du pigment
de l'iris (cette tumeur est plus tard séparée de la chambre antérieure par
un repli de pigment consistant en corpuscules pigmentaires isolés et en prolongements de cellules à nucléoles, tandis que du côté de l'iris la couche
pigmentaire antérieure forme un bord nettement limité) ; ou bien la petite
tumeur est dans l'iris lui-même ; dans ce cas, elle arrive jusqu'à la couche
postérieure de pigment et elle est entourée d'un repli pigmentaire noir plus
diffus. Dans l'intérieur de la tumeur on trouve un tissu fibreux en couches
concentriques et des amas de noyaux graisseux, mais ni vaisseaux ni cellules
épithéliales.

Dans un cas, on ne trouvait rien d'anormal dans l'iris ; mais par contre la
cornée dans un point correspondant au bord pupillaire de l'iris, offrait une
tumeur fortement colorée en rouge, séparée de la cornée proprement dite
par la membrane de Descemet. La petite tumeur était entourée de cellules
épithéliales cylindriques. Elle n'avait point de vaisseaux et elle consistait en
un tissu lamellaire à nombreux hiatus, semblable à la cornée propre.

Dans 6 cas, de petites parties de conjonctive bulbaire furent portées sur
l'iris. Dans 2 d'entre eux, au bout de 43 à 47 jours, on ne trouvait plus trace
de corps étranger. Dans les autres, il se présenta un gonflement fungiforme
rattaché par un pédicule plus ou moins fin à l'iris et arrivant jusqu'au contact
de la face postérieure de la cornée. Ce gonflement consistait, dans sa partie
moyenne, en un tissu fibreux fortement colorable par le carmin, et dans
certaines préparations en petits amas de pigment variables de quantité et de

grosseur, tandis que d'autres coupes étaient tout à fait dépourvues de pigment. A ce noyau central s'ajoutait une légère zone de tissu lacuneux, dans lequel on remarquait des cellules rondes de nouvelle formation et la lumière de gros vaisseaux avec des globules rouges. Dans une préparation (fig. 1, Pl. II) s'étendait, depuis le milieu de la tumeur jusque dans son pied, un vaisseau sanguin vide contourné en S. Toute la tumeur était recouverte d'une couche régulière et unicellulaire d'épithélium cylindrique, qui, partant du point d'implantation sur l'iris, s'étendait à droite et à gauche sur la couche pigmentaire antérieure. Celle-ci était du reste normale, et le pigment, où était placée la tumeur, était seulement espacé et distribué irrégulièrement sur l'iris et montait dans le pied.

Nous voyons donc que l'implantation de la conjonctive sur l'iris donne lieu assez constamment à un néoplasme qui renferme des vaisseaux qui paraissent communiquer avec les vaisseaux de l'iris, et qui se recouvre d'épithélium dont les cellules cylindriques dépassent en longueur celles de l'épithélium conjonctival et sont par conséquent en partie de nouvelle formation.

Que la petite tumeur soit solide et non de nature kystique, cela ressort d'autant plus de mes recherches, dit Hosch, que le tissu employé pour l'implantation, la conjonctive du bulbe, ne contient aucune trace de glande qui puisse former un kyste. Je ne puis comprendre autrement la formation des kystes observés.

Les résultats que Goldzieher a déduits de ses expériences confirment pleinement le résultat des expériences de Hosch. En employant la conjonctive bulbaire, cet expérimentateur a obtenu la connexion de l'iris et du corps implanté avec formation et communication vasculaires, et la formation d'un amas d'épithélium muqueux, tandis que l'implantation de particules de muqueuse nasale, très riche en glandes, avait déjà donné lieu, après trente jours, à la formation de véritables kystes.

Dans 4 cas, de petites particules de peau avec leurs poils furent portées sur l'iris et observées pendant 40 à 48 jours. Dans un cas, il n'y eut rien au début ; au 24e jour, une forte suppuration se déclara sur la moitié antérieure du bulbe, mais disparut ensuite les jours suivants. A la section, le 40e jour, la chambre antérieure et l'iris étaient remplis de corpuscules de pus, les lamelles de la cornée étaient distendues par des cellules rondes ; le corps étranger n'était pas en connexion avec l'iris, il consistait en un bourbillon de poils épais ; sur certains points, on trouvait un réticulum fibreux à noyaux fortement colorables par le carmin. Dans d'autres expériences, les corps étrangers furent bien supportés et donnèrent lieu à un résultat constant, à savoir : la formation d'un gros kyste recouvert d'une couche régulière d'épithélium pavimenteux et rempli d'un contenu athéromateux. Ce kyste reposait sur l'iris, et s'était accolé à la cornée au moyen d'un tissu fibreux riche en poils et en conduits glanduleux. A côté de ce gros kyste, dans la plupart des préparations, se trouvaient encore un ou plusieurs petits kystes avec le même endothélium et le même contenu (fig. 2, Pl. II).

Je pense que la formation de ces kystes ne peut mieux s'expliquer qu'en admettant qu'ils naissent de particules de peau transplantées à la façon d'un athérome, c'est-à-dire par l'accumulation de la sécrétion glandulaire dans la lumière des follicules et de leurs conduits excréteurs. Nous aurions alors affaire ici à un kyste de rétention. Ce processus s'étend-il à plusieurs glandes voisines, on obtient un kyste à plusieurs cavités, comme divers auteurs en ont observé dans l'iris. Nous trouvons le début d'un kyste double dans la fig. 2, Pl II.

Il y a là un exemple très frappant d'un kyste dermoïde formé par transplantation organique.

Je puis encore aller plus loin, dit Hosch (de Bâle), et prétendre que, même dans les cas où des kystes de l'iris se sont formés autour de cils, ils sont analogues aux kystes formés par transplantation cutanée. Nous avons vu plus haut que l'espace vide qui se forme à l'extrémité radiculaire du poil introduit dans la chambre antérieure peut à peine être regardé comme un kyste. Admettons que le même coup qui a entraîné des cils dans l'œil ait emporté en même temps des particules de peau avec les glandes du poil correspondantes. On réalisera ainsi les conditions propres à la formation d'un kyste de rétention, comme je les ai vus se former dans mes implantations. C'est ce qui explique aussi pourquoi, dans tous les cas où des cils pénètrent dans la chambre antérieure, il n'y a pas de formation de kyste iridien.

Mon opinion, dit encore le savant ophtalmologiste de Bâle, est encore celle-ci : c'est que les tumeurs perlées de l'iris, aussi bien que les kystes séreux, entre lesquels du reste il est difficile d'établir une limite bien nette,

doivent, en règle générale, être rapportées à ce fait que les organes glanduleux disposés pour retenir leur contenu et leurs sécrétions sont introduits dans
la chambre antérieure par les blessures produites.

Les expériences de Hosch (de Bâle) viennent à l'appui de mes recherches
sur l'étiologie des kystes et des tumeurs de l'iris ; leur importance m'a paru
être assez grande pour les rapporter presque en entier. Ce qui est surtout
fort remarquable, c'est la formation de véritables kystes dermoïdes par des
greffes cutanées.

J'ai reçu il y a peu de jours une observation intitulée : Transplantation de
l'épithélium de la cornée sur l'iris. Cette observation est du Dr Camille
Gallenga ; elle a été publiée dans le numéro de janvier-février 1885 de l'Académie de Médecine de Turin. Ce fait a été recueilli à la Clinique ophtalmologique de Turin, dirigée par le professeur C. Reymond.

Le malade qui fait le sujet de cette observation avait eu une blessure de la
cornée par une parcelle de fer incandescent ; il y eut une cataracte, que l'on
opéra, et l'on fit une iridectomie au niveau de la plaie. L'iris, excisé, fut examiné avec soin ; voici ce que l'auteur a observé. J'emprunte la traduction de
cette observation à M. Firpo, élève des plus distingués de notre Faculté de
Médecine.

Les lambeaux de l'iris coupés furent mis dans de l'alcool sans en enlever
le pigment de la face postérieure. Quelques jours après, on en fit des coupes
dans une direction perpendiculaire au méridien de l'iris ; ces coupes furent
colorées au carmin de Beale et examinées au microscope.

Le pigment de la face postérieure a émigré par masses dans le stroma de
l'iris, en se déposant par-ci par-là. On constate un certain degré d'infiltration des jeunes cellules du tissu connectif ; des cellules étoilées propres de
l'iris sont conservées, soit à la face antérieure, soit dans les couches postérieures. Beaucoup d'entre elles sont pourvues de leurs prolongements,
anastomosés entre eux. Le stroma conjonctif est également bien conservé.
Mais il y a deux faits qui rendent intéressant l'examen de l'iris, et ces deux
faits ont trait à la portion de l'iris la plus voisine, de la synéchie antérieure.

Dans un point il existait un foyer hémorrhagique circonscrit par une
enveloppe fibreuse ; on voyait sur ce même fragment d'iris un revêtement
d'épithélium pavimenteux à plusieurs couches, qui occupait la face entière

de l'iris ; il rappelait tout à fait l'épithélium de la face antérieure de la cornée et était intimement uni à l'iris, dont il ne pouvait être facilement séparé par la dilacération ; il n'y avait pas de tissu connectif de néo-formation qui le séparât de la substance propre de l'iris.

Cet épithélium, examiné à un fort grossissement, permet de voir parfaitement les espaces intercellulaires de Bizzozero. Dans sa couche moyenne on trouvait des cellules polyédriques ; plus superficiellement se montraient des cellules aplaties, et plus profondément il y avait une couche de cellules presque cylindriques ; comme dans l'épithélium cornéen ordinaire, on trouvait entre elles de nombreux granules de pigment de l'iris. Ces granulations étaient dispersées au milieu des cellules épithéliales, mais il n'était pas possible d'établir si le protoplasma même des cellules en contenait (fig. 5, Pl. II).

L'épaisseur de cet épithélium était presque partout uniforme. Avec le micromètre oculaire il mesurait environ 1,2 millim. La couche la plus superficielle, constituée par des cellules aplaties, semblait ne plus présenter l'épaisseur ordinaire de l'épithélium cornéen ; mais, examiné sur des coupes relativement étendues, il ne présentait aucune solution de continuité.

Dans certaines préparations, les coupes se présentent pliées, presque roulées, de sorte que deux faces revêtues d'épithélium se trouvent en contact. Probablement, c'est une conséquence de l'iridodyalisis, grâce à laquelle l'iris détaché de son rebord ciliaire s'est plié sur lui-même.

Contrairement à ce qu'ont observé Goldzieher et Masse, dit Gallenga, il n'est pas possible de trouver, entre l'iris et l'épithélium, du tissu connectif de nouvelle formation, dont la production est sans doute due à ce que, dans leurs expériences, ces auteurs se servaient des morceaux de muqueuses, qui, outre l'élément épithélial, renfermaient du tissu connectif. Dans notre cas, au contraire, l'épithélium seul semble avoir émigré sur l'iris de la blessure de la cornée.

Le Dr Goella [1], dans son travail sur les néoformations de l'iris, après avoir exposé les différentes théories émises par Rothmund, Wecker et autres, rapporte plusieurs observations de ces affections traitées dans ces der-

---

[1] *Contribuzione allo studio della cisti iridee.* Torino, 1884 Atti Accademia de Medicina di Torino, V, VI.

niers temps dans la clinique opthalmologique de Turin et au sujet desquelles il a pu instituer un examen histologique. A son tour, il a pu démontrer la possibilité de pénétration de morceaux épithéliaux par des perforations cornéennes ou par des manœuvres opératoires. M. Alt[1], dans ses expériences, a trouvé que dans les cas de plaies cornéennes, déjà vingt-quatre heures après, la partie la plus externe de cette plaie est remplie de cellules épithéliales. Ce n'est que plus tard, dans la cicatrisation des fibrilles cornéennes, que ce cordon est remplacé par du tissu connectif jusqu'au niveau de la membrane de Bowmann.

Gallenga a observé des hernies de l'iris sur lesquelles il a vu l'épithélium cornéen se déposer.

Il compare avec insistance ce développement épithélial à une véritable transplantation. L'épithélium cornéen peut être détaché et porté sur l'iris dans la chambre antérieure, ou bien il peut bourgeonner pour ainsi dire au niveau des plaies où l'iris vient de faire hernie.

L'observation du Dr Gallenga montre que l'épithélium cornéen, chez l'homme tout aussi bien que chez les animaux, peut être transplanté de la cornée sur l'iris et continuer à vivre et à se développer. Dans le cas observé par Galenga, il ne s'est formé ni un kyste ni une tumeur perlée après la transplantation ; mais nous savons que bien souvent ce n'est qu'après une ou plusieurs années après les accidents dont ils ont été victimes que les malades voient se développer leurs tumeurs.

Il résulte de tous les documents qui précèdent que la formation des tumeurs de l'iris par greffe, soumise en Allemagne, en Suisse, en Italie, en Hollande, à des expériences du même genre que les miennes, a donné à peu de chose près des résultats presque identiquement comparables à ceux que j'ai obtenus, ce qui me paraît trancher définitivement la question de l'étiologie de ces tumeurs.

La théorie qui rapporte la formation d'un certain nombre de tumeurs à des transplantations organiques qui se font, soit chez l'embryon, soit chez l'adulte à la suite de traumatismes qui déplacent et transplantent des tissus originairement normaux, trouve des preuves des plus sérieuses dans l'étio-

---

[1] *Compendium der normalen und pathol. Histol. der Aages*, 1882.

logie des kystes, des tumeurs perlées et des tumeurs dermoïdes de l'iris.

Ce n'est point cependant à cette région seule que l'on peut appliquer ce mode d'origine de certaines tumeurs.

Des expériences nombreuses, dit Gross [1] (de Nancÿ), ont montré ailleurs que dans l'iris l'importance de la greffe dans la production des tumeurs. Cohnheim et Maas [2] ont prouvé expérimentalement que des fragments de tissus tels que des lambeaux de périoste introduits dans la cavité des vaisseaux sont à même de développer et de produire des tissus nouveaux. Zahn [3] vit des fragments de cartilage embryonnaire introduits dans la veine jugulaire externe des lapins se développer à la surface des poumons et donner lieu à des noyaux de cartilage hyalin. Le même expérimentateur a encore obtenu des résultats analogues en injectant des parcelles d'os fœtal et des fragments d'un enchondrome enlevé à la mâchoire inférieure. Leopold[4] a réussi à greffer du cartilage fœtal dans la cavité abdominale ou encore dans la chambre antérieure de l'œil.

Rappelons que l'histologie pathologique a démontré depuis fort longtemps que dans la généralisation d'une tumeur maligne les métastases sont souvent produites par des embolies capillaires, c'est-à-dire par des greffes intra-vasculaires.

Nous avons nous-même émis une théorie des métastases identique à celle-là ; pour nous, la généralisation, la récidive à distance de certaines tumeurs serait due à de véritables greffes, soit dans les vaisseaux, soit dans les ganglions lymphatiques, soit dans le parenchyme même de certains organes très éloignés.

Virchow a cité des exemples de greffes de tissus pathologiques ; il pense que des fragments de tumeurs du grand épiploon peuvent se détacher et venir se greffer dans le cul-de-sac rétro-utérin. M. Giraud-Teulon[5] a cité une observa-

---

[1] Gross ; *Revue médicale de l'Est*, 1884, 19.

[2] Cohnhein et Maas ; *Zur Theorie der Geschwulst Metastasen*. (*Arch. Virch.*, LXX, pag. 147, 1877.)

[3] Zahn ; *Sur le sort des tissus implantés dans l'organisme*. Congrès de Genève, 1878.

[4] Leopold ; *Expérimentalle Untersuchungen übe die Etiologie der Geschwülste*. (*Arch. für patholog. Anat.*, 1881, tom. LXXXV, pag 283.)

[5] *Bulletins et Mémoires de la Société de Chirurgie*, tom. VII, 1884. pag. 192 et 193.

tion de Shweigger dans laquelle un élément de gliome détaché d'une tumeur siégeant en un point supérieur de la rétine put, en tombant à travers le corps vitré ramolli, aller s'implanter dans la région opposée de cette membrane.

Zahn [1] a repris dans les *Archives* de Virchow un certain nombre de ses expériences sur le sort des tissus implantés dans l'économie. Dans ses nouvelles recherches, il a vu que les greffes de tissus appartenant à des animaux jeunes se développaient seules avec facilité. Si l'on se reporte aux observations de kystes et de tumeurs perlées, pour lesquelles j'ai invoqué comme pathogénie la théorie de la greffe, on pourra voir que dans presque tous les cas où des tumeurs se sont formées sur l'iris après des traumatismes avec plaies pénétrantes de la cornée, l'accident s'est produit chez des enfants.

Zahn dit dans les conclusions de son travail que le tissu fœtal peut se greffer, grossir un certain temps dans l'économie, et cela en obéissant aux lois de la vascularisation et de la pression. Il croit avoir aussi démontré que les tissus fœtaux d'espèces animales différentes sont équivalents, et que probablement il en est de même pour les tissus pathologiques.

Zahn admet que la greffe détermine des modifications dans les tissus avec lesquels elle contracte des rapports.

« Les fragments de tissu cartilagineux, dit-il, transportés dans l'économie provoqueront dans leur voisinage immédiat une prolifération des éléments cellulaires (endothèles, cellules connectives), puis une néoformation de tissu conjonctif fibreux et de capillaires sanguins. Ces derniers se forment par bourgeonnement et peuvent pénétrer dans la masse même du cartilage en y provoquant la prolifération des cellules cartilagineuses et la fonte muqueuse de la substance fondamentale. » Des tissus pathologiques et même des tissus normaux peuvent donc, en se greffant plus ou moins loin de leur lieu d'origine, devenir le point de départ de véritables tumeurs.

Nous avons déjà assez longuement expliqué quel pouvait être le rôle de la greffe dans la production des tumeurs pour ne pas revenir longuement sur ce sujet. La greffe sollicite d'abord la formation de tissus embryonnaires; ces tissus de nouvelle formation évoluent plus tard, sous l'influence des élé-

---

[1] Zahn ; *Sur le sort des tissus implantés dans l'économie.* (*Wirchow's Arch.*, 1884, vol. XCV, pag. 369-387, avec planches.)

ments anatomiques greffés. La greffe peut se résorber, mais elle a déterminé des modifications dans les tissus de nouvelle formation ; ceux-ci peuvent immédiatement se développer sous forme de tumeur ou bien rester confondus dans le stroma de l'iris avec les éléments anatomiques de cet organe jusqu'à ce qu'une cause d'irritation détermine leur développement. C'est ainsi que s'expliqueraient les nombreux cas de kystes et de tumeurs perlées qui ne se sont développés que très longtemps après les traumatismes à la suite desquels les greffes s'étaient faites.

Si l'on se reporte à nos observations, on verra que des traumatismes avec plaie pénétrante de la cornée, chez des jeunes enfants, n'ont donné naissance à des tumeurs ou à des kystes que plusieurs années après l'accident.

Le germe de la tumeur a été pour ainsi dire déposé au moment du traumatisme, et c'est seulement plus tard, sous l'influence d'une cause occasionnelle qui est passée inaperçue, que la tumeur ou le kyste se sont développés.

Les observations de kystes ou de tumeurs perlées de l'iris dans lesquelles l'absence de toute plaie pénétrante de la cornée a été constatée sont bien rares, on peut le voir en se reportant à nos observations ; ces faits mêmes ne sont point en contradiction absolue avec la théorie de la greffe.

On trouve encore ici dans l'étiologie un traumatisme violent, un choc sur le globe de l'œil, souvent même une luxation du cristallin ; dans ces conditions, on peut admettre que l'épithélium de la face postérieure de la cornée, ou celui de la face antérieure de l'iris, ont été arrachés pour venir se greffer sur cet organe et devenir ainsi le germe de tumeurs ou de kystes. On observe dans ce cas qu'il se forme des tumeurs kystiques multiples de l'iris que de Wecker décrit sous le nom de dégénérescence cystoïde ; ce n'est plus seulement à une tumeur perlée, à un kyste volumineux que l'on a affaire, mais on trouve sept ou huit petits kystes dans l'iris.

Le traumatisme joue certainement un rôle dans l'apparition d'un grand nombre de tumeurs. Cette opinion était celle de Boyer, de Samuel Cooper, de Velpeau, de Paget, d'Estlander. On trouve dans la thèse de M. le docteur Le Clerc [1] de nombreux arguments en faveur de cette hypothèse.

---

[1] Dr Le Clerc; Thèse inaugurale. Paris, 1883 : *Contusions et néoplasmes, prédisposition aux tumeurs.*

Les tissus détachés par le traumatisme ne subissent-ils pas une greffe secondaire ? La greffe des tissus normaux déplacés ne peut-elle pas provoquer dans certaines conditions la formation de tissus pathologiques ?

La greffe sollicite la formation de tissus embryonnaires au point où se fait l'adhésion. Ces tissus embryonnaires ne peuvent-ils pas évoluer suivant les prédispositions générales ou locales de l'individu, sous forme de tissus normaux et de tissus pathologiques ?

La greffe agit par sa présence pour provoquer la formation de tissus embryonnaires qui évoluent sous son influence et qui se transforment, soit en tissus normaux semblables au tissu greffé lui-même, soit en tissus pathologique qui évoluent sous forme de tumeurs solides ou liquides.

La partie qui reçoit le tissu greffé ou implanté, qu'il s'agisse d'un tissu normal ou d'un tissu pathologique, peut subir dans certains cas une modification toute particulière dans sa vitalité, bien que la greffe elle-même n'agisse que par sa présence et qu'elle soit appelée à disparaître [1].

Comme conclusion générale de ce long chapitre d'étiologie, nous pouvons affirmer que l'étude des tumeurs de l'iris nous montre un mode nouveau de formation des tumeurs par la greffe d'éléments anatomiques normaux déplacés, transplantés, implantés ou greffés après leur déplacement. C'est là un fait intéressant que je crois avoir doublement prouvé dans ce travail par la clinique et par l'expérimentation.

Je crois avoir démontré le rôle du traumatisme et de la greffe, l'influence

---

[1] Le Dr Allen (*Lyon médical* mars 1885) a obtenu de bons effets de greffes de peau de grenouilles pour amener la cicatrisation de certains ulcères. Il a remarqué que la greffe elle-même ne s'accroissait pas, mais que les cellules du pourtour de l'ulcère prenaient un développement actif.

Ce savant explique l'action de la greffe sur le processus de cicatrisation par une sorte de sexualité des tissus. Les cellules épithéliales du pourtour de la plaie restent inertes, dit le Dr Allen, parce qu'elles manquent d'un élément sexuel. La greffe produirait la fertilisation de ces cellules par l'intermédiaire du liquide de la surface granuleuse

Cette explication de l'action des greffes sur les cellules des tissus sur lesquels elles s'implantent vaut peut-être mieux que bien d'autres.

Dire que les tissus greffés ont une action catalytique ou catabiotique sur les tissus sur lesquels ils se greffent, c'est certainement substituer un mot obscur à l'aveu bien franc de l'ignorance de la cause d'un phénomène.

des éléments anatomiques greffés, le rôle de certains organes transplantés, pour la formation d'une tumeur solide ou liquide, pour la formation des kystes, des tumeurs perlées et même des tumeurs dermoïdes. Le mode suivant lequel se forment les tumeurs qui font le sujet de ce travail peut n'être pas absolument exact dans tous ses détails ; mais ce qui restera bien démontré, ce sont les relations de l'apparition de certaines tumeurs avec des traumatismes à l'occasion desquels des greffes peuvent se faire.

Quelle que soit du reste la théorie, le fait pratique incontestable c'est qu'on peut à volonté faire développer par greffe, chez les animaux, des kystes et des tumeurs perlées et même des tumeurs dermoïdes en tout semblables à celles que nous observons chez l'homme. Il est donc probable qu'il existe des relations de cause à effet entre la formation des tumeurs en général et les transplantations des tissus dans l'organisme.

CHAPITRE V

SYMPTOMATOLOGIE.

Nous avons vu, par tout ce qui précède, que la plupart des kystes et des tumeurs perlées de l'iris reconnaissent pour cause première un traumatisme avec plaie pénétrante de la cornée ; mais ce qui est très remarquable, c'est que le développement de ces tumeurs se fait plus ou moins longtemps après l'accident qui leur a donné naissance. En général, le malade guérit des suites de l'accident qu'il vient de subir ; la vue, un moment compromise, se rétablit ; s'il y a du sang épanché dans la chambre antérieure de l'œil, il se résorbe ; les inflammations irido-choroïdiennes ou kérato–conjonctivales disparaissent. Ce n'est que deux, trois mois après que l'on peut apercevoir un ou plusieurs petits points blancs sur l'iris ; une tumeur épithéliale, un kyste se développe alors, mais d'une façon fort lente. L'œil peut parfaitement tolérer la présence de la tumeur, et le malade parfaitement l'ignorer pendant très longtemps et ne s'en apercevoir que lorsque le produit patologique a pris un certain développement. A moins de causes accidentelles spéciales, on ne voit pas se développer de bonne heure des inflammations intra-oculaires, des douleurs péri-orbitaires, de la photophobie et du larmoiement. Quand ces complications apparaissent, il y a même souvent des alternatives de calme et de douleur ; l'inflammation peut procéder par poussées. C'est alors seulement que les malades consultent le médecin, et que l'on retrouve des kystes et des tumeurs perlées dont l'origine peut remonter quelquefois très loin.

En parcourant mes Tableaux d'observations, on verra que les traumatismes auxquels les malades ont pu rattacher l'origine première de leur tumeur dataient d'un an, de deux ans, de cinq ans. Hosch (de Bâle) a observé un

kyste qui reconnaissait pour cause un traumatisme qui s'était produit quatorze ans auparavant. Dans une observation de M. de Wecker, le kyste
pour lequel il était consulté pouvait être rapporté à un traumatisme que le
malade avait subi vingt-quatre ans auparavant.

Les kystes de l'iris peuvent non seulement compromettre la vision de l'œil
où ils se trouvent, mais il y a des faits qui prouvent que des ophtalmies
sympathiques peuvent se développer du côté opposé.

Quelques indications résultent de l'étude du développement des kystes et
des tumeurs perlées de l'iris. Certaines de ces tumeurs peuvent être longtemps tolérées ; quelques malades suivis pendant un temps assez long ont
pu supporter leurs lésions. Les poussées d'irido-choroïdite ne sont même pas
toujours une raison suffisante pour intervenir par une opération. Un traitement médical énergique peut faire disparaître une irido-cloroïdite commençante et dans certains cas la tolérance peut s'établir. Cependant, si le kyste
est volumineux, s'il s'oppose à la vision, il pourra y avoir utilité d'intervenir. Une ophtalmie sympathique pouvant se développer, il faut être prêt
à agir pour arrêter dès le début une inflammation qui compromettrait la
vue de l'œil sain et pratiquer au besoin l'énucléation pour sauver la vision
du côté sain.

DIAGNOSTIC.

Le diagnostic des kystes et des tumeurs perlées de l'iris est en général
assez facile. L'examen de l'œil à la lumière oblique permet d'apercevoir les
kystes ou les tumeurs perlées à leur début. Les kystes et les tumeurs perlées
de l'iris se développent très lentement et d'abord sans douleur. Chez beaucoup
de malades, ces tumeurs passent pendant longtemps inaperçues ; la tumeur
ne provoque d'irritation ni de douleurs que quand elle a atteint un certain
volume. A ce moment, le doute n'est plus possible, à moins que la tumeur
ne se développe derrière l'iris.

Rothmund avoue avoir confondu un de ces kystes avec une cataracte
plâtreuse.

C'est le plus souvent par hasard, en se regardant dans un miroir, que le
malade s'aperçoit qu'il a quelque chose d'anormal sur l'œil.

Quelquefois, quand la tumeur se développe près de la pupille, c'est par suite d'une certaine gêne dans la vision que le malade se décide à se faire examiner.

Lorsque les tumeurs se sont développées en arrière de l'iris, la dilatation de la pupille par l'atropine est nécessaire à l'examen de l'œil.

Les kystes sont quelquefois transparents et translucides. A l'examen à la lumière oblique, on peut porter à la fois un diagnostic sur l'épaisseur des parois de la tumeur et sur la nature de son contenu.

Il y a des kystes à parois très minces et à contenu séreux.

Quand la poche kystique n'est pas trop épaisse, la coloration du kyste peut nous éclairer sur la nature de son contenu.

Nous avons vu que certains kystes étaient grisâtres (Obs. vi et xiii); d'autres sont jaunâtres (Obs. ix), d'autres bleuâtres (Obs. vii), d'autres brunâtres (Obs. xi), d'autres sont verdâtres (Obs. xxi). On peut juger de la consistance du kyste et savoir s'il est séreux ou gélatineux. Le forme des kystes nous permettra de voir si ces tumeurs sont uniloculaires ou multiples. La dilatation de la pupille nous permettra de juger de l'étendue de ces tumeurs et de leurs adhérences.

Les tumeurs à cysticerques pourraient au premier abord se confondre avec certains kystes séreux ; mais l'examen ophtalmoscopique permet quelquefois de voir le parasite d'une façon bien nette.

Les tumeurs perlées se développent en général plus lentement que les kystes ; elles sont d'un blanc nacré qui les fait ressembler à de véritables perles fines. Au lieu d'être régulièrement arrondies, ces tumeurs sont quelquefois bosselées d'une façon assez irrégulière.

On voit souvent des cils dans la chambre antérieure de l'œil des malades qui ont des tumeurs perlées de l'iris.

En examinant l'œil avec soin, on trouve presque toujours sur la cornée ou à l'union de la cornée et de la sclérotique des traces de cicatrices qui montrent bien l'origine traumatique de la tumeur. Le chirurgien pourra quelquefois, après avoir vu une cicatrice du limbe de la cornée, remettre en mémoire au malade un ancien accident traumatique qu'il avait oublié, et retrouver ainsi l'origine de la tumeur qu'il vient de diagnostiquer.

Les tumeurs dermoïdes ne se distinguent par aucun signe extérieur des tumeurs perlées ; chez les malades qui ont des tumeurs iriennes que l'on ne peut rattacher à aucun traumatisme, et qui sont congénitales, le diagnostic de tumeur dermoïde doit être porté.

Les tumeurs perlées se détachent assez nettement de la surface de l'iris, au niveau duquel elles font saillie ; quelquefois même elles paraissent pédiculées, elles sont lisses et nacrées ; elles se distinguent des sarcomes, dont la forme est irrégulière.

Le sarcome se développe sur les procès ciliaires et la choroïde ; rarement il se forme d'emblée ; sa marche est très rapide. Quand le sarcome se montre sur l'iris, cet organe est très vite envahi, la tumeur remplit très rapidement la chambre antérieure de l'œil.

On ne saurait confondre le sarcome de l'iris avec les kystes et les tumeurs perlées de cet organe ; l'accroissement très rapide du volume de la tumeur exclut l'idée d'une tumeur perlée ou d'un kyste.

Les gommes de l'iris se produisent en même temps sur les deux yeux. La tumeur gommeuse occupe en général le quart interne et supérieur de l'iris ; elle débute, soit par le bord libre, soit par le bord adhérent de l'iris.

Ces tumeurs sont ordinairement fortement colorées en jaune. La gomme subit, au bout d'un certain temps, la dégénérescence caséeuse ; mais alors l'iris s'atrophie au niveau de la tumeur résorbée.

Les malades atteints de gommes de l'iris ont des syphilis acquises, à la période secondaire, et sur ces malades la syphilis affecte la marche rapide. L'apparition de la gomme irienne est déjà un symptôme de la période tertiaire de la syphilis.

La plupart des malades atteints de syphilis ont des iritis simples; mais ce n'est que chez ceux dont la syphilis est maligne ou galopante que l'on voit survenir l'iritis gommeuse. L'iritis gommeuse n'est que bien rarement un symptôme de la syphilis héréditaire.

Dans l'iritis gommeuse, la lésion irienne est très localisée à l'iris, la cornée est intacte et la partie profonde de l'œil se trouve en bon état, malgré la lésion irienne. Cependant les gommes, en se résorbant, peuvent suppurer, et l'on voit alors de l'hypopion dans la chambre antérieure de l'œil.

Les tumeurs gommeuses de l'iris se développent chez des syphilitiques ; elles disparaissent par un traitement antisyphilitique. Le malade atteint de gomme de l'iris a le plus souvent d'autres manifestations de sa diathèse. — Les gommes sont tantôt diffuses et tantôt surélevées, sous forme de condylomes.

Enfin, on trouve encore des tubercules sur l'iris. Hoob, en 1879, a réuni 25 cas de tubercules de l'iris. Les malades atteints de tubercules de l'iris ont en général des tubercules du poumon ou d'autres localisations tuberculeuses. Les enfants sont plus souvent atteints que les adultes.

Les tubercules de l'iris ont une coloration jaunâtre claire et presque blanche; ces tumeurs sont dépourvues de vaisseaux, elles sont souvent arrondies. La marche des tubercules de l'iris est très rapide. Les tubercules de l'iris aboutissent très vite à la suppuration et à l'ulcération de la cornée; presque tout l'iris et le corps ciliaire sont rapidement envahis par l'infiltration tuberculeuse. Il se forme un hypopion.

Les tubercules lépreux de l'iris se produisent chez des malades qui ont déjà des manifestations multiples de la lèpre. Les lésions de la lèpre atteignent d'abord la cornée, elles n'envahissent que plus tard l'iris. Les tubercules lépreux sont grisâtres, ils ont une marche rapide, ils peuvent envahir toute la chambre antérieure de l'œil.

Nous n'avons pas à insister sur le diagnostic différentiel de ces tumeurs d'origine bactérienne. Les lésions concomitantes de la lèpre ne permettront aucun doute sur le diagnostic des tubercules iriens de la lèpre.

On trouve encore sur l'iris des taches pigmentaires et des verrues pigmentaires qui sont congénitales et que l'on ne saurait confondre, ni avec les kystes, ni avec les tumeurs perlées qui se développent après un traumatisme. Les verrues pigmentaires seront bien difficiles à distinguer du mélanosarcome à son début; on prétend même que ces tumeurs se transforment en sarcome. La marche très lente et irrégulière d'une tumeur pigmentaire nous permettra de distinguer une verrue pigmentaire d'un sarcome.

Enfin, la granulation de l'iris ne se produit que quand l'iris a été mis à découvert par une destruction plus ou moins étendue de la cornée. Ces petites tumeurs se forment chez les enfants scrofuleux ; elles ressemblent aux bourgeons charnus, mollasses, de certains abcès froids.

On a décrit des granulomes de l'iris non traumatiques. Ces granulomes sont assez difficiles à distinguer des tubercules de l'iris; ils se produisent sous forme de tumeurs multiples de l'iris. Ces tumeurs sont plus pâles que les gommes, elles ne sont pas vasculaires, elles peuvent augmenter de volume et détruire la cornée comme les tubercules de l'iris.

Dans ces conditions, le diagnostic différentiel du granulome et de la granulie de l'iris est fort difficile à établir. On peut même confondre ces deux genres de tumeurs avec les gommes, à une certaine période de leur développement, si l'on ne s'entoure pas de tous les renseignements complémentaires qui montrent que les malades sont tuberculeux ou syphilitiques par d'autres lésions d'organes ou de tissus.

Le diagnostic différentiel des différentes tumeurs de l'iris nous montre qu'il est ordinairement facile de diagnostiquer les kystes, les tumeurs perlées et les tumeurs dermoïdes de l'iris.

Les kystes et les tumeurs perlées se produisent presque toujours chez des malades qui ont eu des plaies pénétrantes de la cornée avec déchirure et arrachement plus ou moins considérable de l'iris, pénétration de cils ou d'autres fragments de tissus dans la chambre antérieure de l'œil.

Le diagnostic entre les kystes et les tumeurs perlées est au début assez dificile, puisque les circonstances étiologiques qui leur ont donné naissance sont les mêmes; mais plus tard, l'examen à la lumière oblique suffira pour distinguer nettement ces deux genres de tumeurs.

Les contusions violentes paraissent dans certains cas avoir suffi pour provoquer la formation de tumeurs kystiques multiples de l'iris.

Il ne faudra donc pas rejeter de parti pris le diagnostic du kyste de l'iris chez les malades qui n'ont pas eu de plaies pénétrantes de la cornée.

Il résulte du résumé rapide dans lequel je viens de donner le diagnostic des différentes tumeurs de l'iris qu'il n'est pas possible de confondre les kystes, les tumeurs perlées et les tumeurs dermoïdes de l'iris avec les autres lésions de cet organe.

PRONOSTIC.

Le pronostic des kystes est très variable. Hulke pense qu'il faut les enlever avant qu'ils aient provoqué de la réaction, parce qu'ils finissent toujours, dit-il, par provoquer une irido-choroïdite destructive.

Non seulement l'œil malade peut être perdu, mais l'on a vu une ophtalmie sympathique se déclarer quelquefois du côté opposé à la lésion. L'opération ne met même pas le malade à l'abri de ces accidents. Rothmund et Critchett ont vu, sur des malades qu'ils ont pu observer longtemps, des irido-choroïdites atteignant des yeux opérés de kystes de l'iris et en apparence guéris ; ils ont même vu ces malades atteints, malgré l'extirpation de leur tumeur irienne, de véritables ophtalmies sympathiques.

Les troubles que la présence des kystes ou des tumeurs perlées de l'iris déterminent dans l'œil sont graves, et, si quelques malades ont pu tolérer longtemps leurs tumeurs, il en est beaucoup d'autres chez lesquels la présence de ces tumeurs a déterminé de l'irido-choroïdite et même des ophtalmies sympathiques. Il y a donc grand intérêt à opérer dans certains cas les kystes et les tumeurs perlées de l'iris.

CHAPITRE VI.

TRAITEMENT.

Les kystes et les tumeurs perlées de l'iris se développent en général sur l'iris sans que les malades éprouvent aucun symptôme douloureux. Ce n'est le plus souvent que lorsque ces tumeurs sont devenues assez volumineuses pour couvrir une partie de la pupille que les malades consultent un médecin. Cependant, lorsque la tumeur augmente très rapidement de volume, quand elle occupe une partie de la chambre antérieure et surtout quand elle touche la face postérieure de la cornée, le malade voit se développer des douleurs péri-orbitaires et de la photophobie. Dans ces circonstances, l'œil s'injecte et il se développe de l'irido-choroïdite. Cette inflammation peut amener la perte de l'œil malade, et, dans certains cas, elle réagit sur l'œil sain du côté opposé, et on a vu survenir alors des ophtalmies sympathiques des plus graves. Les kystes et les tumeurs perlées de l'iris compromettent donc dans certains cas non seulement la vision de l'œil sur lequel ces tumeurs se développent, mais encore celle de l'œil sain.

Il existe cependant un assez grand nombre d'observations dans lesquelles les malades ont pu conserver longtemps leur tumeur sans qu'une opération ait été nécessaire. Dans sa première observation, Mackensie, ayant vu que le kyste de son malade n'augmentait pas de volume et n'occasionnait pas de souffrances, n'y toucha point.

Dans une observation de Combessis (de Beaugency), une tumeur épithéliale de l'iris put ne pas être opérée ; elle ne gênait pas la vue et ne causait pas de douleurs. On s'en tint à l'expectation.

Il sera donc prudent de ne rien tenter contre les kystes et les tumeurs perlées de l'iris qui ne gênent pas la vue. On pourra surtout ne rien faire si la présence du kyste ou de la tumeur perlée est bien tolérée par le malade.

Les tumeurs perlées sont en général bien plus lentes dans leur développement que les kystes ; elles sont aussi bien mieux supportées par les malades. Les kystes peuvent devenir très volumineux ; ils envahissent toute la chambre antérieure ; ils pressent à la fois sur la face postérieure de la cornée et sur l'iris, et ils finissent par déterminer des irritations qui amènent de l'irido-choroïdite. Les tumeurs perlées, au contraire, subissent souvent un arrêt de développement dans leur marche, et dès lors elles peuvent être très longtemps tolérées par les malades.

Les tumeurs iriennes peuvent donner lieu à de l'inflammation ; mais on peut voir quelquefois cette inflammation céder à un traitement antiphlogistique, et la tumeur peut encore être tolérée par les malades alors qu'elle a donné lieu à des menaces d'irido choroïdite.

L'opération pourra donc, dans certains cas, être différée quand le malade pourra tolérer sa tumeur sans qu'il soit nécessaire d'intervenir,

Le chirurgien se décidera cependant à opérer, soit pour rendre la vue au malade lorsque la tumeur se sera placée dans le champ de la pupille, soit pour arrêter le développement d'une irido-choroïdite commençante ou d'une ophtalmie sympathique.

Lorsqu'on aura diagnostiqué l'existence d'un kyste séreux à parois minces, on pourra se contenter de ponctionner la tumeur avec une aiguille à cataracte. Turner a obtenu une guérison par une seule ponction ; mais ce résultat est rarement la suite de ce genre d'opération. Après la ponction, le liquide se reproduit assez rapidement. Dalrymple n'obtint la guérison d'un kyste de l'iris qu'après deux ponctions. Warton Jones ponctionna trois fois le même kyste ; à la troisième ponction, la poche kystique s'enflamma ; il y eut de la suppuration et le kyste guérit.

Dixon fit quatre ponctions sur un même kyste de l'iris ; le liquide se reproduisant toujours, ce chirurgien se décida à déchirer les parois du kyste avec deux aiguilles ; il fit même une excision partielle de la paroi de cette tumeur à travers une incision de la cornée. Malgré tous ces moyens, la guérison ne fut pas obtenue.

Quelques chirurgiens combinent la ponction du kyste avec la déchirure de ses parois. L'aiguille qui sert à la ponction peut en même temps servir à déchirer l'enveloppe du kyste, si cette enveloppe est mince. Dixon, nous venons de le voir, s'est même servi de deux aiguilles pour pouvoir déchirer plus facilement le kyste.

Le D\u00ea Hubert Sattler, assistant à la clinique ophtalmologique du professeur Arlt, a cité trois cas d'excision d'une partie des parois de trois kystes séreux. Dans les trois cas, dit-il, la paroi excisée était formée de tissu fibrillaire recouverte de plusieurs couches de cellules aplaties ; on trouvait des capillaires dans la paroi cystique.

Arlt fait au moyen d'un couteau lancéolaire une incision à travers la cornée, non pas à côté, mais en regard de la petite tumeur. En retirant le couteau, il écarte légèrement les bords de l'incision. De cette manière, le kyste, pendant l'écoulement de l'humeur aqueuse, est entraîné dans la plaie, et il devient facile à saisir et à exciser. On obtient ainsi un coloboma moins étendu. Arlt a dit n'avoir jamais eu de récidive par ce procédé.

Hulke rejette la ponction et la lacération pour le traitement des kystes. Ce traitement, dit-il, échoue si souvent que l'excision est toujours préférable.

L'inefficacité de la ponction, les récidives fréquentes après la ponction et même après la déchirure des parois du kyste, ont amené la plupart des chirurgiens à pratiquer l'excision d'une partie de la tumeur. Une incision ayant été faite à la cornée, soit au-devant de la tumeur, soit à côté d'elle, le chirurgien va saisir les parois du kyste avec des pinces pour les amener au dehors ; les parois du kyste sont excisées avec des ciseaux ou broyées entre les mors des pinces qui les ont saisies. La méthode opératoire donnée par Arlt peut être considérée, dit-il, comme parfaite, puisque, si elle réussit, elle ne donne pas lieu à un coloboma de l'iris, empêche la récidive et permet à la paroi postérieure du kyste de se mettre, par sa couche cellulaire, de niveau avec la couche épithéliale de la face antérieure de l'iris.

L'excision des parois du kyste n'a pas toujours suffi pour amener la guérison des malades. On a vu les kystes excisés récidiver; il a suffi, dans ces cas, de la présence des débris de la poche kystique sur l'iris pour amener de l'inflammation et de la suppuration. Ces résultats ont déterminé un certain nombre de chirurgiens à conseiller l'extirpation complète du kyste et l'excision même de la portion de l'iris sur laquelle s'implantait la tumeur.

Le D\u00ea Desmarres, dans trois opérations de kystes de l'iris, s'est servi avec vantage du procédé suivant : Il excise l'iris en ayant soin de saisir du premier coup la tumeur et la partie de l'iris sur laquelle elle repose. Les trois opérations qu'il a pratiquées ont été toutes suivies de succès.

Le résultat fut tout aussi brillant dans une observation de White Cooper.

Knapp conseille même de faire une véritable iridectomie, en enlevant les kystes.

Warton Jones a proposé ce procédé, qui trouverait son indication dans les cas de kystes de l'iris compliqués d'irido-choroïdite grave et confirmée. L'iridectomie peut être utile pour arrêter les progrès d'une inflammation profonde de l'œil, et c'est dans certains cas un utile complément de l'excision des kystes.

Dans les cas de tumeurs perlées, la ponction sera non seulement inutile, mais nuisible ; il sera donc très important d'établir nettement le diagnostic différentiel de la tumeur à opérer. Il est sûr que l'on a quelquefois tenté de ponctionner et d'exciser même des tumeurs perlées que l'on prenait pour des kystes.

Certaines tumeurs arrondies, d'un blanc mat, considérées comme des kystes, n'étaient que des tumeurs épithéliales.

L'excision complète est le seul traitement qui convienne aux tumeurs perlées de l'iris, quand on se décide à intervenir.

Il faut enlever en même temps la tumeur et la portion d'iris sur laquelle elle est implantée.

Il faut procéder à cette excision après avoir fait une large incision à la cornée.

Le professeur Monoyer, dans une opération relative à des tumeurs perlées de l'iris, a eu de très grandes difficultés pour faire une extirpation complète de ces produits pathologiques. Après avoir décrit toutes les péripéties de son opération, il pose en principe que, toutes les fois qu'on a à enlever une tumeur solide ayant son siège dans la chambre antérieure de l'œil, l'ancienne incision à lambeau doit être préférée à l'incision linéaire, attendu que la première seule donne à l'opérateur la faculté d'agrandir la plaie cornéenne dans la proportion jugée nécessaire pour permettre l'extraction de la tumeur.

Se basant sur l'origine épithéliale des kystes de l'iris, Rothmund propose aussi de substituer l'extirpation complète à l'excision.

Rothmund a relevé dans ses statistiques, qui portent sur 36 cas, les résultats des différents traitements.

La ponction par la cornée a été suivie, dit-il, de récidives très fréquentes. Dix-sept discisions opérées sur six yeux ont amené treize récidives.

L'extirpation a été pratiquée beaucoup plus souvent et avec plus de succès.

L'excision totale, opérée dans vingt-deux cas, n'a pas amené de récidives. On n'est parvenu que dans quatre cas à extirper le kyste en entier. Le plus souvent on le déchire et on ne parvient à l'extraire que par lambeaux.

Il y a eu sept insuccès, dont un occasionné par la suppuration de la plaie cornéenne, deux par une irido-dialyse, deux par l'atrésie de la pupille, un par une iritis compliquée d'irritation sympathique et survenue à la suite d'une imprudence commise par le malade. « Il est évident, dit Rothmund, que les chances de succès seront en proportion de l'exactitude avec laquelle tout le kyste aura été enlevé, de même que la facilité à pratiquer l'opération sera en rapport avec le volume et l'étendue des connexions du kyste et avec sa situation dans ou derrière l'iris. On doit exciser les kystes dès qu'on a reconnu leur existence et alors qu'ils sont encore petits ; les connexions sont alors peu étendues ; aucun trouble n'a été encore apporté par l'inflammation sur l'iris ou la cornée ; l'histoire des kystes et des tumeurs perlées de l'iris démontre que ces tumeurs finissent toujours par provoquer une irido-choroïdite destructive. »

Le pronostic des kystes de l'iris n'est pas toujours favorable ; les ponctions, la discision, les excisions, les incisions avec ou sans iridectomie, ont un certain nombre d'insuccès à leur passif. Ces insuccès ont déterminé un certain nombre de chirurgiens américains à proposer et à pratiquer l'extirpation de l'œil tout entier, au lieu de se borner à traiter le kyste. Malgré des opérations régulièrement faites, certains malades ont eu à souffrir, même après l'extirpation de leur kyste, d'une irido-choroïdite chronique ou d'une ophtalmie sympathique.

Critchett et Knapp considèrent les guérisons obtenues pour les kystes de l'iris comme assez rares. Beaucoup de succès n'ont pas été de longue durée. Tantôt, dit Knapp, c'est une irido-choroïdite chronique qui amène la perte de l'œil malade, tantôt une ophtalmie sympathique qui se jette sur l'œil sain.

L'énucléation de l'œil est bien rarement nécessaire, et l'on ne devra arriver à cette extrémité que si les symptômes d'ophtalmie sympathique sont très prononcés et si la vue ne pouvait en aucune façon être rendue par une extirpation avec iridectomie.

Je crois, contrairement à ce qu'avance Hulke, qu'il n'y a pas de danger à attendre que les kystes aient produit des poussées inflammatoires pour les enlever. Certaines de ces tumeurs peuvent rester très longtemps stationnaires, surtout quand il s'agit de tumeurs perlées. Le malade ne se décidera le plus souvent à se laisser opérer que s'il est intimement persuadé qu'il ne peut pas conserver la vue sans opération et si des poussées inflammatoires l'ont averti du danger qui résulte de la présence de la tumeur sur l'œil malade et même sur la vue de l'œil du côté sain.

Après des poussées inflammatoires assez vives, des malades ont encore pu conserver leur œil, grâce à un traitement antiphlogistique énergique.

Cependant, l'extirpation avec excision de l'iris devra être faite à tous les malades dont la vue sera gênée par la tumeur.

L'incision de la cornée devra ménager un lambeau assez grand pour faciliter l'extirpation radicale et l'excision plus facile de l'iris.

On réservera l'énucléation pour les menaces très sérieuses d'ophtalmie sympathique, surtout dans les cas où l'on n'aurait aucune chance de rendre la vue au malade par une extirpation simple de la tumeur.

CONCLUSIONS GÉNÉRALES.

L'étude clinique, anatomique et étiologique des kystes, des tumeurs perlées et des tumeurs dermoïdes de l'iris nous montre que le traumatisme joue un rôle important dans la formation et dans le développement de ces tumeurs.

— Pour expliquer l'origine des tumeurs (kystes ou tumeurs perlées) que nous voyons se développer dans l'iris après les traumatismes avec plaies pénétrantes de la cornée, nous avons démontré qu'il faut avoir recours à la théorie de la greffe.

C'est grâce au traumatisme avec plaie pénétrante de la cornée que des fragments très petits d'épiderme cutané ou de peau, d'épithélium cornéen, de conjonctive, que des cils même, peuvent être introduits dans la chambre antérieure de l'œil.

Dans des expériences sur les animaux, on produit à volonté de véritables tumeurs en introduisant dans la chambre antérieure de l'œil de petits fragments de ces divers tissus qui viennent se greffer sur l'iris.

L'étude clinique nous a montré que dans la plupart des observations de kystes ou de tumeurs perlées on pouvait retrouver un traumatisme avec plaie pénétrante de la cornée.

La présence de cils dans la chambre antérieure de l'œil, dans un certain nombre d'observations, nous montre que de petites parcelles de tissu peuvent être arrachées aux parties voisines de l'œil et à l'œil lui-même par l'instrument qui produit le traumatisme de la cornée et qui les introduit avec lui dans la chambre antérieure de l'œil.

Les petites parcelles de tissus qui pénètrent ainsi dans la chambre antérieure de l'œil peuvent se greffer sur l'iris et donner naissance, comme dans mes expériences, à de véritables tumeurs.

— La théorie de la greffe pourrait encore être invoquée pour expliquer l'origine de certaines tumeurs de l'iris dans lesquelles l'œil n'a eu qu'à subir une violente contusion.

Des éléments épithéliaux détachés de la face postérieure de la cornée ou de la face antérieure de l'iris après un violent ébranlement de l'œil ne pourraient-ils point venir se greffer sur la face antérieure du diaphragme irien et produire, après leur déplacement et leur greffe, des tumeurs analogues à celles qui se forment après les plaies pénétrantes de la cornée?

— Les tumeurs dermoïdes ont probablement pour origine une inclusion cutanée qui se fait par suite d'un trouble quelconque qui survient au moment du développement.

J'ai réussi à produire artificiellement sur des animaux adultes, par des inclusions péritonéales de fragments de tissus cutanés appartenant à des animaux très jeunes, de véritables tumeurs dermoïdes.

Les tumeurs dermoïdes de l'iris tiendraient à des inclusions fœtales et à des greffes accidentelles et anormales, des bourgeons cutanés destinés à former le cristallin et le corps vitré.

Les germes de ces tumeurs pourraient exister bien avant la naissance dans l'iris jusqu'au moment où un traumatisme surviendrait pour leur donner une impulsion nouvelle et provoquer leur développement.

On pourrait expliquer ainsi l'origine des tumeurs qui succèdent aux traumatismes, sans plaies pénétrantes de la cornée.

— Le traumatisme et la greffe jouent donc un rôle important dans la formation d'un certain groupe de tumeurs de l'iris.

Le mode d'étiologie qui me paraît démontré pour certaines tumeurs de l'iris s'applique certainement à d'autres régions de l'économie. Mes expériences et mes recherches sur l'origine de quelques tumeurs iriennes serviront pour une certaine part, je l'espère, à l'étude d'une grande question qui préoccupe depuis longtemps les anatomistes, les médecins et les chirurgiens : le mode de formation, l'étiologie et la pathogénie des tumeurs en général.

INDEX BIBLIOGRAPHIQUE.

ABADIE. — Traité des maladies des yeux, tom. I, 1876.

ALLEN.— Lyon médical, mars 1885.

ALLIN CHARLES-M. — New-York Transactions of the american ophthalmological Society, 7e annual Meeting, 1870. New-York, 1870, pag. 58.
(Kyste de l'iris à paroi antérieure formé par la membrane de Zinn, guéri par une opération, pag. 58.—Obs. XL. Ann. Ocul., 1871, tom. LXV, pag. 265.)

ALT.—Compendium der normalen und pathologischen Histologie des Auges, 1882. Hustodia Wiesbaden.

ALTHOF. — Transactions Amer. opht. Soc. (Ann. Ocul., 1871, tom. LXV, pag. 265).

AMMON.—Arch. de Knapp et de Moos, tom. I, pag. 125. (Wecker ; Ann. Ocul., 1873, tom. LXX, pag. 34.)

ARLT. — Cité par Feuer, Klinisch Monatsblatter für Augenheilkunde, 1873, pag. 110 à 123. (Ann. Ocul., 1874, tom. LXXII, pag. 236.)
— S. opht. de Heidelberg 1871. (Ann. Ocul., pag. 281, 1872, tom. LXVII.)

ARMAIGNAC. — Société franç se d'Ophtalmologie. Congrès de Paris, janvier 1884.
— Gaz. hebd. des Sciences méd. de Bordeaux, 1884, pag. 115.

BECKER.— Klinisch Monatsblatter, trad., par le Dr Tedesco, 1871. — Soc. ophtaal. de Heidelberg, 1874. De la pathogénèse des kystes de l'iris, communication de Rothmund. (Discussion.)—(Ann. Ocul., 1872, tom. LXVII, pag. 282.)

BERT. — Des greffes animales. Paris, 1863.

BOCKLIFFE. —Ophtal. Soc. of the Great-Britain and Ireland, 11 janvier 1883.—On a peculiar growth developing in anterior chamber.

BORDAS (GEORGE). — Contribution à l'étude du mélano-sarcome de la région antérieure de l'œil. Thèse de Bordeaux, 1884.

BOSTEELS. — Ann. Soc. méd. Anvers, sept. 1864, pag. 425 (Ann. Ocul., tom. LII, 1864), 27e année, 9e série, tom. II, pag. 175.

BOWMAN. — Ann. d'Ocul., tom. XXXIII, pag. 68.

BRAILEY. — Opht. Hosp. Rep., déc. 1876. Kyste après extraction ; cataracte, énucléation. (Ann. Ocul., 1880, tom. LXXXIII, pag. 292.)

BULT. — Cité par Rothmund ; Klinische Monatsblatter fur Augenheilkunde, 1872, pag. 189-223. (Ann. Ocul., 1873, tom. LXX, pag. 241.)

Cohnhein et Maas. — Zur Theorie der Geschwulst Metastasen. (Arch.Virch., lxx, pag. 147, 1877.)

Combessis de Beaugency. — Gaz. hebd. de Paris, 1855.

Cooper (W). — London Medecin Journal, septembre 1852, pag. 787-792.

Critchett.—Soc. opht. de Heidelberg, 1871. (Ann.Ocul., 1872, pag. 282, tom. lxvii.)
— Ophtalmic Hosp. Reports, décembre 1876, xciii, xcv.

Cunier Florent. — Ann. Ocul., pag. 10, 1873, art. Rothmund (Follin, Soc. de Chir., 1861).
— Ann. d'Oculist., 1841, 4ᵉ ann., tom. v, pag. 164.

Dalrymple. — The Lancet, 31 august 1844, pag. 715, obs. v.

Dalrymple et Dixon.— Obs. inédite, citée par Mackensie. (Mackensie, tom. ii, pag. 262, obs. iv.)

Desmarres. — Thèse de Guépin. Paris, 1860.

Dooremaal.— Diss. Utrecht, 1873. (Deutsch. in Græfe's Arch., 1873,3ᵉ série,359.)

Eversbuch.— Mittheil. aus Augenk. zu Menchen, Bd. 1, pag. 1.

Feuer (D.-N.), Assistant à la Clinique ophtalmologique de Klausembourg. — Klinische Monatsblatter für Augenheilkunde, 1873, pag, 110 à 123. (Ann. Ocul., 1874, tom. lxxii, pag. 236.)
— Des kystes de l'iris. Wien. med. Press., tom. xvi, 1875 (Revue de Hayem, pag. 331, tom. viii, 1876, 2 obs.). Klinische Monatsblatter, tom. ix, pag. 116.

Follin.— Mémoires de la Société de Chirurgie, 2ᵉ série, tom. ii, 1861.

Franck.— Corps étrangers de l'iris. Arch. f. Ophtal., xxxi.

Frost (W.-Adams). — Kyste séreux de l'iris. Opht. Soc., 5 juin 1884. Le malade avait été blessé vingt ans auparavant.

Galezowski. — Compte rendu de 189 opérations de pupille artificielle pratiquées à la Clinique du Dᴿ Desmarres, du 1ᵉʳ janvier 1860 au 1ᵉʳ août 1861. (Ann. Ocul., 1862, tom. xlvii, pag. 239.)

Gallenga. — Giornale della R. Accademia di Medicina di Torino, fasc, 1, 2, Gennaio, Febbraio 1885.

Gayet. — Soc. française d'opht. (janvier 1883).

Giraud-Teulon. — Bulletins et Mémoires de la Société de Chirurgie, tom. vii, 1884, pag. 192 et 193.

Goella.— Contributione allo studio delle cisti iridee. Torino, 1884. (Atti Accademia de Medicina di Torino, v, vi.)

Golzieher. — Arch. f. exp. Path. u Pharm., 1874, 2 S. 387.
— Klinisch. Mon. f. Aug., 1872, pag. 182 à 223. (Ann. d'Oculistique, tom. l, pag. 322), 1863. Pénétration des cils dans la chambre antérieure de l'œil.
— Archiv. f. Ophth., tom. vii, 2ᵉ p., pag., 109-112.

De Græfe. — Arch. f. Ophth., Bd. xii, Abth. 2, 5, § 228 u. f.

— Arch. f. Ophth., 1877, tom iii, 11° partie, pag. 412. Kyste dermoïde pilo-graisseux. (Ann. Ocul., tcm. lxiv, pag. 140, 1860.)

— (Ann Ocul., 1872, pag 51 : Notice sur de Græfe.)

Gross. — Revue médicale de l'Est, 1er et 15 octobre 1882, tom. xvi, nos 19 et 20. Contribution à l'étude des tumeurs perlées. (Communication faite à la Société de médecine de Nancy, 15 janvier 1884.)

Guaita. — Kystes de l'iris, par Guaita (Ann. d'Ophtalm., 1881, pag. 12.)

Guépin. — Thèse de Paris : Kystes de l'iris, 1860.

Horner. — Soc. ophtalm. de Heidelberg, 1871. (Ann. Ocul., 1872, pag. 285.)

Hosch (de Bâle). — Klinische Monatsblatter für Augenheilkunde, 1875. (Ann. Ocul., 1876, tom. viii, pag. 76.)

— Eperimentalle Studien über Iricysten. Virchow's Archiv, neunundneunzigster Band, 1885.

Hulke. — Ophtalmic Hospital Reports, tom. iv, 1re partie : Kyste de l'iris. (Ann. Ocul., tom. lxii, 1869, pag. 43-52, traduction de Testelin.)

Kempen. — cité par Wecker. (Ann. Ocul, 1871.)

Knap. — Transactions of. the american Ophth. Soc., 7e Ann. Meeting, 1870.

— New journ. Med., 1870, pag. 64. (Ann. d'Oculist., pag. 265, tom. lxv, 1871.)

— Arch. von Knapp u. Moos, 1 Part., pag. 182. (Ann. Ocul., tom. lxvii, pag. 196, 1872.)

Lagrange. — Arch. d'Ophtalmologie, juillet et août 1884.

Langenbeck. — Cité par de Græfe. (Arch. d'Opht., 1877.)

Le Clerc. — Thèse inaugurale. Paris, 1883 : Contusions et néoplasmes, prédisposition aux tumeurs.

Lerch. — Cilien in Auge ; in den Med. pract., Abhandl. von Deutschen in Russland lebender Aerten. Hamburg, 1835, Bd. I, pag. 236.

— Cité par Rothmund : Klinis. Monatsblatter, 1872, pag. 189-223. (Ann. Ocul., pag. 241, 1873, tom. lxix.)

Leopold. — Experimentalle Untersuchungen über die Etiologie der Geschwülste. (Arch. für patholog. Anat., tom. lxxxv, pag. 283.)

Mackensie. — Traité des maladies de l'œil, 1re édition, 1832. (4e édit., tom. i, Warlomont et Testelin. — Tom. ii, pag. 261 à 264.

— Tom. 3, suppl., pag., 432. Obs. i et ii.)

Manolescu. — Contribution à la pathologie des kystes de l'iris. (Journ. des Sc. méd. de Bucharest, II, pag. 365, 1880.)

Martin (S.). — Kyste perlé de l'iris. (Bulletin des Quinze-Vingts, n° 2, pag. 85, août et juin 1884), opéré par le Dr Fieuzal.

Masse. — Société de Chirurgie. Bulletins et Mémoires, tom. vii, pag. 135, 1881 : Des kystes de l'iris.

— Gaz. hebd. des Sc. méd. de Bordeaux : Des tumeurs perlées de l'iris, 11 mai 1881.

— De la formation par greffe des tumeurs de l'iris. Congrès des Sociétés savantes à la Sorbonne, 21 avril 1881.

— Gaz. hebd. des Sc. méd. de Bordeaux, 30 avril 1881.

— Congrès de Chirurgie. Paris, 1885.

— Gaz. hebd. de Paris, juin 1885.

— Bulletin de Thérapeutique, mars 1885.

Meyer (Ed.). — Traité des maladies des yeux, 1875.

Monoyer. — Gaz. méd. de Strasbourg, 32e année, n° 1, 1er juin 1872. — Épithélioma ou margaritoïde de l'iris. (Ann. Ocul., 1872, tom. lxvii, pag. 249.)

Morton-Stranford. — Opht. Hosp. Rep., décembre 1876, xciii, xciv, xcv.

Nagel. — Soc. Oph. de Heidelberg, 1875. (Ann. Ocul., 1872, pag. 281.)

Pamard. — (Ann. d'Ocul., 1841, tom. V, pag. 157.)

Pagenstecher. — Arch. f. Opht., tom. vii, 2e partie, pag. 139-161 : Pénétration des cils dans la chambre antérieure. (Ann. Ocul., 1873, tom. lxx, pag. 242.)

Rau. — Krankheiten und Bildungs fetler der Regenbogenh., B. 11, pag. 150. (Ann. Ocul., tom. lxx, 1873, pag. 242.)

Richard. — Gaz. hebd., 1854, pag. 1002. (Ann. Ocul., tom. xxxiii, pag. 57.)

Robin. — Thèse de Guépin, 1860. Cité par Wecker, Ann. Ocul., 1871.

— Recherches anatomiques sur l'epithélioma des séreuses. (Journal de l'Anatomie et de la Physiologie de Ch. Robin, VI, n° 3, pag. 239, mai et juin 1839.)

W. Rockliff. — Une tumeur particulière développée sur un cil ayant pénétré dans la chambre antérieure. (Ophtal. Soc. of the Great-Britain and Ireland, 11 janv. 1883. — Monatsschrift für Medicin Augenheilkunde von Ammon, B. 11, pag. 5.)

Rothmund. — Pathogénie des kystes de l'iris. Soc. Ophth. de Heidelberg, session de 1871. Klinische Monatsblatter, 1871. (Ann. d'Ocul., 1872, pag. 280, tom. lxvii.)

— Klinische Monatsblatter für Augenheilkunde, 1872, pag. 189-223. (Ann. d'Ocul., 1873, tom. lxx, pag. 242 ; trad. de Tedesco.)

Ruete. — Monatsschrift f. M. ch. und Augenheilkunde, vol. 11, pag. 81, janv. et fév. 1839.

— Soc. ophth. de Heidelberg, 1864. (Ann. Ocul., 1885, tom. xxxiv, pag. 79.)

Sattler Hubert. — Klinische Monatsblatter Augenheilkunde, 1875. (Ann. Ocul. 1876, pag. 77, tom. lxxvii.)

Schirmer. — Tumeurs de l'iris. Greifsw. med. Beitr., 111. Clin. du professeur Bardeleben. (Ann. d'Ocul., tom. liv, pag. 276, 1865.)

Schuleck, cité par Feuer. Klin. Mon. f. Aug., 1873, pag. 110 à 123. (Ann. Ocul., tom. lxxii, pag. 236.)

Schweninger. — Ztschr. f. Biologie, xi, S. 341.

Simrock Francis (de New-York). — Transactions of the american ophthalmological Society, 7e annual Meeting, 1871, pag. 64. New-York, J. Medole, 1870. (Ann. Ocul., tom. lxv, 1871.)

Stanford Morton. — Opht. hosp. Rep. de 1876 : Kyste de l'iris en forme de sablier à la suite d'une plaie. Transact. of the american Society, de 1876 à 1878.

Stœber. — Gaz. hebd., 1855, pag. 55. (Ann. Ocul., tom. xxxiii, pag. 60, 1869.)

— Soc. opht. de Heidelberg, sept. 1864. (Ann. Ocul., pag. 79, tom. liv, 1865.)

Strawbridge Georges. — Ann. Ocul., 1880, 43e ann., tom. lxxxiii, pag. 258 ; cité par Paget.)

Swell. — Opht. hosp. Rep., x, pag. 208. Kyste de l'iris renfermant de la cholestérine.

Sweiger. — Soc. de Heidelberg, 1871. (Ann. Ocul., 1872, tom. lxvii, pag. 283.)

Turner. — Monthly J. of med. Sc., vol. 1, pag. 270, 1841. (Ann. Ocul., 1869, pag. 50.)

Tyrrels. — Pratical Work on the Eye, vol. 1 pag. 368 ; cité par Warton Jones. Traité des maladies des yeux.

Vassaux. — Sur quatre cas de kystes dermoïdes de l'œil. (Arch. d'Ophtal., pag. 16, janvier et février 1883.)

Vieweyer. — Les cils et l'intérieur de l'œil. Thèse Bonn, 1883.

Verneuil. — Origine des kystes dermoïdes (Soc. de Chirurgie).

Zahn. — Sur le sort des tissus implantés dans l'organisme (Congrès de Genève, 1878).

— Sur le sort des tissus implantés dans l'économie. (Wirchow's Arch., 1884, vol. 95, pag. 369-387, avec planches.)

— Rev. méd. de la Suisse romande, 15 mai 1884.

Warton Jones. — Pag. 338, trad. de Faucher. Observation personnelle et d'un cas attribué à Tyrrels.

— The Lancet, juin 1852, pag. 568.

— Association medical Journal.

Walton. — Ann. Ocul., tom. xxxii, pag. 194.

L. de Wecker. — Ann. Ocul., tom. lxx, 10e série, 1873, pag. 34 : De la dégénérescence cystoïde de l'iris.

— Arch. von Knapps u. Moos, tom. i, pag. 125.

— — 1re part., pag. 182.

— De Ammon, obs. xviii, xix et xx.

L. DE WECKER. — Formation des kystes dans l'iris. (Ann. Ocul., tom. LXVI, pag. 165, 1871.)
   — Arch. für Augen und Augenheilkunde, von prof. Knapp, in New-York, and prof. Moos in Heidelberg, 1869-1870, pag. 122-126.
   — Traité complet d'opht., par Wecker et Landolt, tom. II, 2e fasc., 1884.
WEINBERG. — Ann. d'opht., juillet 1882.
   — Recueil d'opht., juillet 1882.
Ch. WORDSWORTH. — Tom. VI, 1re part., pag. 12-17. Cité par Hulke dans ses observationsde kystes de l'iris. Opht. hosp. Rep.. Ann. Ocul., 1869, pag. 50.
   — Kyste de l'iris sans plaie antérieure de l'œil. Opht. hosp. Rep., déc. 1876. (Ann. Ocul., 1880, tom. LXXXIII, pag. 292.)

EXPLICATION DES PLANCHES.

PLANCHE I.

FIG. 1. — Kyste séreux de l'iris à paroi très mince; observation de Dalrymple et Dixon. (Mackensie, Traité des maladies de l'œil, t. II, pag. 264, 4e édit., trad. de Warlomont. Obs. II.)

FIG. 2. — Tumeur irienne bilobée, bleuâtre, opaline, à contenu mou et gélatineux ; observation d'Ad. Richard, *Gaz. heb. de Paris*, 1851, pag. 1002, Obs. VII.

FIG. 3. — Kyste séreux bilobé, il y avait une troisième tumeur rougeâtre. (Thèse de Guépin. Paris, 1860. Obs. XII.)

FIG. 4. — Kyste séreux bilobé. (Thèse de Guépin. Paris, 1860. Obs. XVI.)

FIG. 5. — Trois tumeurs perlées de l'iris (*Gaz. heb. des Sciences médicales* de Bordeaux, 1881), Obs. XXXVII.

FIG. 6. — Kyste séreux de l'iris (Mackensie, t. II, pag. 263), Obs. XLV.

FIG. 7. — Examen histologique d'une tumeur perlée ; coupe parallèle à la surface de la tumeur. — *a*. Cellules épithéliales sans noyaux. — *b*. Cristaux de cholestérine. Obs. XXXVI, Dr MONOYER.

FIG. 8. — Coupe de la même tumeur perlée, stratification des couches épithéliales, coupe perpendiculaire à la surface de la tumeur. Obs. XXXVI.

FIG. 9. — Kystes séreux obtenus par des greffes conjonctivales sur un lapin, (v. pag. 90).

FIG. 10. — Greffe d'une portion de peau sur l'iris d'un lapin, formation d'une petite tumeur perlée, (v. pag. 91).

FIG. 11. — Greffe d'une petite portion de peau sur l'iris d'un lapin ; petite tumeur perlée avec des poils, (v. pag. 91).

FIG. 12. — Kyste séreux développé sur l'iris à la suite d'une greffe d'une petite portion de cornée sur l'iris, (v. p. 91).

PLANCHE II.

FIG. 1. — Tumeur formée par une greffe de conjonctive bulbaire par Hosch (de Bâle). Le revêtement externe est formé par de l'épithélium cylindrique ; on voit un vaisseau sanguin dans le pédicule de la tumeur.

FIG. 2. — Kyste athéromateux obtenu par Hosch à l'aide d'une greffe cutanée.

Fig. 3. — Fragment d'iris sur lequel une parcelle d'épithélium cornéen a été accidentellement transplantée (Observation du Dr Gallenga).

Fig. 4. — Kystes dermoïdes par inclusions intra-péritonéales : 1. Kyste développé dans l'épiploon gastro-hépatique. — 2. Deux kystes accolés et communiquant entre eux à la fosse iliaque droite. — 3. Kyste très volumineux dans la fosse iliaque gauche. — 4. Foie. — 5. Estomac. — 6. Intestin. Voyez page 114, (Expérience du 20 décembre 1884).

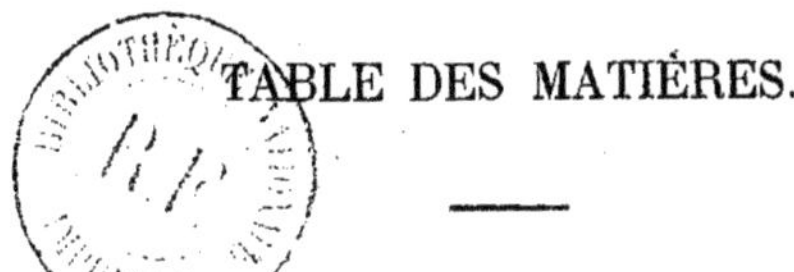 TABLE DES MATIÉRES.

Montpellier. — Typogr. Boehm et Fils.

Fig. 1. Obs. II.

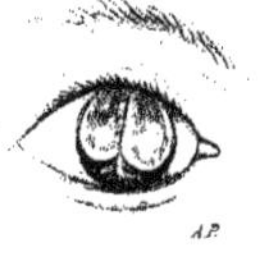

Fig. 2. Obs. VII.

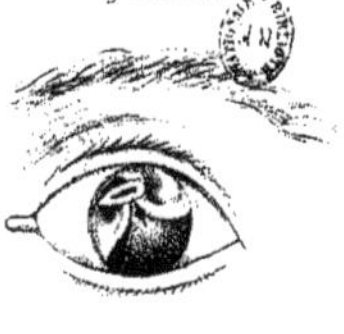

Fig. 3. Obs. XIV.

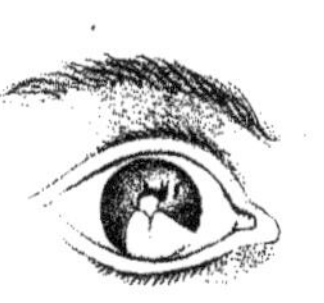

Fig. 4. Obs. XVI.

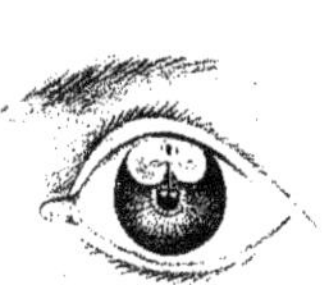

Fig. 5. Obs. XXXVII

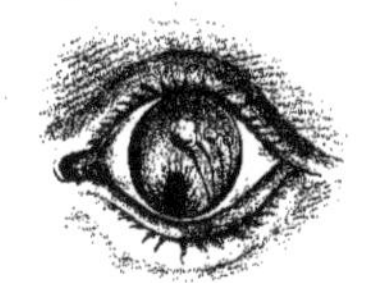

Fig. 6. Obs. XLV.

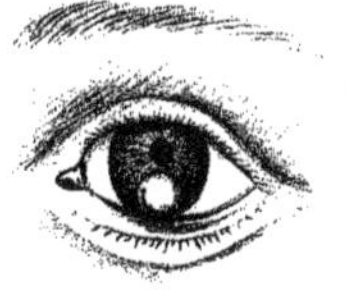

Fig. 9.

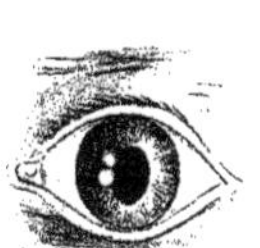

Fig. 10.

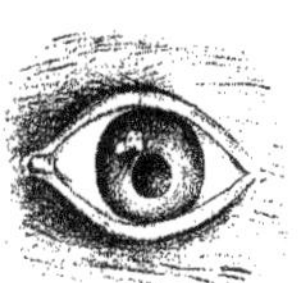

Fig. 7. Obs. XXXVI.

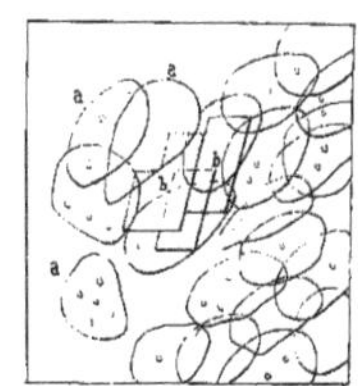

Fig. 8. Obs. XXXVI.

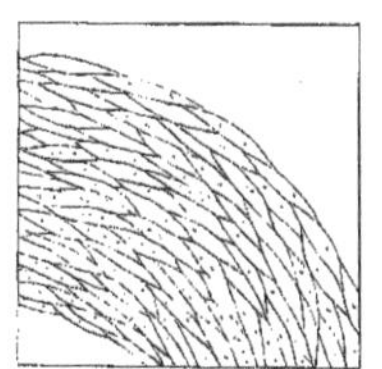

Fig. 11.

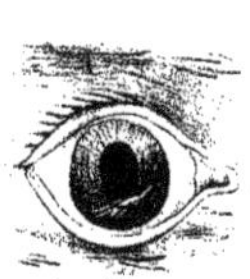

Fig. 12.

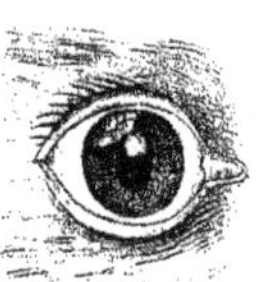

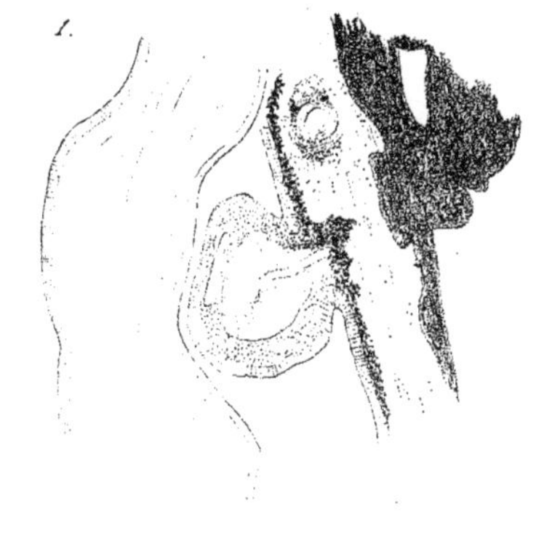

1.

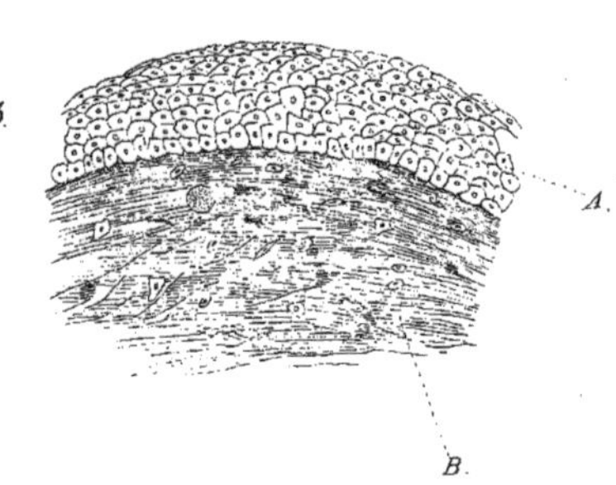

3.
A.
B.

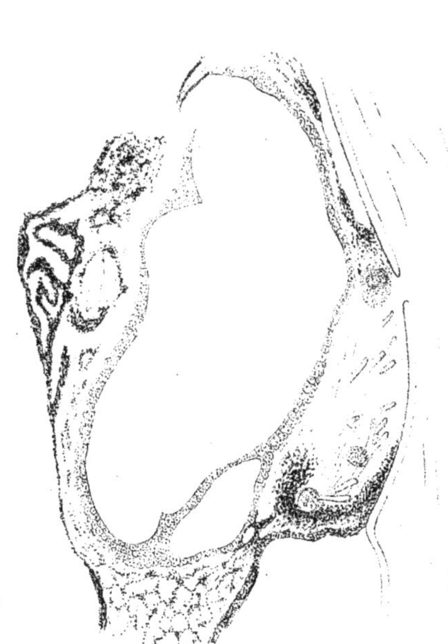

2.

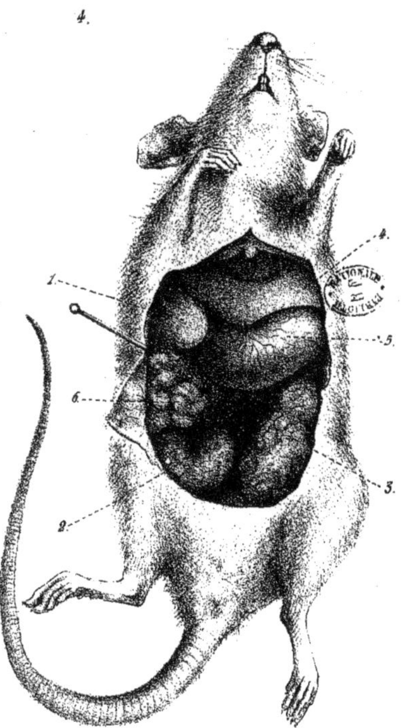

4.
1
2
4.
5.
6.
3.

www.ingramcontent.com/pod-product-compliance
Ingram Content Group UK Ltd.
Pitfield, Milton Keynes, MK11 3LW, UK
UKHW022033070726
13613UKWH00002B/508